施術の適応と
医用画像の理解

公益社団法人 全国柔道整復学校協会
監修

細野　昇・川口央修
著

南江堂

■ 監　　修
　公益社団法人　全国柔道整復学校協会

■ 執 筆 者（執筆順）
　細野　　昇　　元呉竹医療専門学校 校長
　川口　央修　　呉竹学園臨床教育研究センター

■ 教科書委員会担当理事
　齊藤　秀樹　　東京医療専門学校

■ 教科書委員会
西巻　英男	附属北海道柔道整復専門学校	◎船戸　嘉忠	米田柔整専門学校
瀧ヶ平隆一	北海道メディカル・スポーツ専門学校	髙橋　　亮	中和医療専門学校
		上濃　達朗	北信越柔整専門学校
松岡　　靖	盛岡医療福祉専門学校	小林　廣幸	信州医療福祉専門学校
佐藤　真希	仙台接骨医療専門学校	藤原　清治	関西医療学園専門学校
佐々木　賢	赤門鍼灸柔整専門学校	宮越　亮典	大阪行岡医療専門学校長柄校
齊藤　慎吾	福島医療専門学校	○三澤　圭吾	明治東洋医学院専門学校
横山　　靖	前橋東洋医学専門学校	竹本　晋史	平成医療学園専門学校
霞　　孝行	大川学園医療福祉専門学校	伊黒　浩二	森ノ宮医療学園専門学校
○川口　央修	呉竹医療専門学校	桃井　俊明	履正社医療スポーツ専門学校
田中　康文	日本柔道整復専門学校	吉村　道人	近畿医療専門学校
麓　康次郎	東京柔道整復専門学校	姫　　将司	東洋医療専門学校
山村　　聡	東京医療専門学校	池上　友広	関西健康科学専門学校
大隅　祐輝	日本医学柔整鍼灸専門学校	金廣　行信	朝日医療大学校
最上　　忠	了德寺学園医療専門学校	柳樂美作男	IGL医療福祉専門学校
須田　正志	東京メディカル・スポーツ専門学校	山田　修平	朝日医療専門学校広島校
		鹿庭　祥平	四国医療専門学校
後藤　晃弘	日本工学院八王子専門学校	喜多村伸明	福岡医療専門学校
藤田みなと	日本健康医療専門学校	上檔　博樹	福岡医健・スポーツ専門学校
瑞泉　　誠	関東柔道整復専門学校	谷口　禎二	福岡天神医療リハビリ専門学校
栗田　浩三	新宿鍼灸柔整歯科衛生専門学校		
吉成　有紗	アルファ医療福祉専門学校	社　　由洋	九州医療スポーツ専門学校
伊藤　浩二	東京医療福祉専門学校	樋口　雅彦	九州医療専門学校
渡邉　　勉	臨床福祉専門学校		
田中　秀和	呉竹鍼灸柔整専門学校		
匂坂　文洋	専門学校浜松医療学院		

◎委員長　○副委員長
［平成31年1月16日現在］

序　文

　近年，医療界が置かれている環境は，少子高齢化，高度な医療技術の開発，多様化した医療提供の場などで大きな変化がみられる．また，医療に対する国民の希求は，安全・安心の重視，質の重視へと方向が転換してきている．一方，医療従事者の間でも患者個人の価値観の多様化に対応して，患者およびその家族の意思の尊重，QOL の重視といった認識が広まっている．こうした変化に伴い柔道整復師にも一層の資質向上が求められている．そのような中，平成 28（2016）年に公表された厚生労働省の「柔道整復師学校養成施設カリキュラム等改善検討会」の報告書では，教育に必要な総単位数の引き上げに伴い，専門分野の教育内容に「柔道整復術適応の臨床的判定（医用画像の理解を含む）」が加えられた．追加の目的は「新たに追加する『柔道整復術の適応』で得た知識を活用し，臨床所見から判断して施術に適する損傷と，適さない損傷を的確に判断できる能力を身に付け，また，安全に柔道整復術を提供するため，医用画像を理解するため」としている．

　柔道整復師の施術を求めて訪れる患者には，非外傷性の疾患も含まれている．これらを適切に除外するだけでなく，外傷でも柔道整復術では対応しきれないものは除外しなければならない．柔道整復師は適応する損傷に対して質の高い柔道整復術を提供するだけでなく，その特徴，限界を知り，症状や所見から適否を厳密に判断して，最適な治療環境が選択できるよう支援することも重要な使命の一つである．

　本書の前半の記述では，外傷に類似した症状を示す疾患の判別や外傷に潜んでいる危険な徴候を列挙し，日常業務で患者を危険に曝さない能力の獲得に主眼を置いた．主たる目的は，危険な徴候の発見であり，疾患名および損傷組織の特定や損傷状態の確定ではない．

　本書の後半では，近年柔道整復の現場で利用される機会が増加している「超音波画像診断装置」の理解を念頭に，様々な医用画像機器で画像が成立する基本的な原理を記述し，それぞれの画像の特性や判断における要点について記述している．

　各種画像診断装置の性能が向上し，施術に関する判断の参考にするうえでの有用性が高まっている一方で，とくに超音波画像診断では習熟した医師でも結果の判断には非常に難しい部分があり，柔道整復師が判断する場合には，更に誤った認識につながる懸念が払拭しきれていない．結果を判断の参考にする場合には，その危険性についてとくに留意が必要で，安易な判断はかえって危険性が高まることを認識していなければならない．

　本書が，柔道整復業界並びに柔道整復師教育の健全な発展に少しでも寄与することができれば幸いである．

　本書の執筆に際して，貴重な X 線画像の提供とご懇篤な指導を賜りました，矢島整形外科院長　矢島秀世先生，CT 画像ならびに MRI を提供いただいた，埼玉精神神経センター様，医用画像撮影の施設を提供いただいた，呉竹メディカルクリニック院長　有沢　治先生，診療放射線技師　本合祥哲氏，大野裕介氏，理事長　坂本　歩先生，超音波画像の提供とご指導を賜りました，むさしの整骨院院長　新井達也氏に心から感謝の意を表します．

2019 年 2 月

細野　昇
川口央修

目　次

1　柔道整復術の適否を考える
細野　昇

- **A** 施術の適応判断の必要性 …………………… 1
- **B** 適応の判断 …………………………………… 1
  - ① 患者安全の確保 …………………………… 2
  - ② 外傷の施術適応の判断 …………………… 3
  - ③ 外傷か疾病かの判断 ……………………… 3
  - ④ 適応を判断する手順 ……………………… 4
- **C** 柔道整復術非適応が疑われる症状と所見 … 5
  - ① 局所の診察で注意すべき徴候 …………… 5
    - a．自発痛 ………………………………… 5
    - b．局在しない疼痛および放散痛 ……… 5
    - c．経過にしたがって軽減しない疼痛 … 6
    - d．発赤・熱感を伴う腫脹 ……………… 6
    - e．両側性の四肢麻痺症状など ………… 6
    - f．末梢神経支配領域で説明できない麻痺症状 …………………………… 7
  - ② 全身状態の確認で注意すべき徴候 ……… 7
    - a．頭　痛 ………………………………… 7
    - b．吐き気・嘔吐 ………………………… 7
    - c．めまい ………………………………… 7
    - d．あくび ………………………………… 8
    - e．発　熱 ………………………………… 8

2　損傷に類似した症状を示す疾患
細野　昇

- **A** 内臓疾患の投影を疑う疼痛 ………………… 9
  - ① 損傷に類似した症状を示す患者の判断と対応 ……………………………………… 10
  - ② 背部の痛み ………………………………… 11
  - ③ 胸部の痛み ………………………………… 11
  - ④ 腹部の痛み ………………………………… 11
  - ⑤ 肩の痛み …………………………………… 11
  - ⑥ 上肢の痛み ………………………………… 12
- **B** 腰痛を伴う疾患 ……………………………… 12
  - ① 腰痛を伴う疾患 …………………………… 12
  - ② 腰痛を訴える患者の判断と対応 ………… 12
    - a．明確でない発症時点と原因 ………… 13
    - b．治療への抵抗 ………………………… 13
    - c．腰痛が軽減する姿勢がない ………… 13
    - d．自発痛 ………………………………… 13
    - e．腰部の夜間痛 ………………………… 13
    - f．高度な脊柱側彎 ……………………… 14
    - g．悪性腫瘍の既往 ……………………… 15
    - h．腰椎棘突起の叩打痛・掌圧痛 ……… 15
    - i．神経症状の合併 ……………………… 15
    - j．歩行異常 ……………………………… 15
    - k．排尿・排便障害 ……………………… 15
  - ③ 腰痛の注意事項 …………………………… 15
- **C** 化膿性の炎症など …………………………… 17
  - ① 化膿性炎症などが疑われる患者の判断と対応 … 17
  - ② 急性化膿性骨髄炎 ………………………… 18
  - ③ 皮膚の細菌感染症 ………………………… 19
    - a．蜂窩織炎 ……………………………… 19
    - b．丹　毒 ………………………………… 19
  - ④ 結晶誘発性関節炎 ………………………… 19
    - a．痛　風 ………………………………… 19
    - b．偽(性)痛風 …………………………… 20
    - c．石灰沈着性滑液包炎・石灰沈着性腱炎 … 20
- **D** 軟部組織の圧迫損傷(褥瘡) ………………… 21
  - ① 褥　瘡 ……………………………………… 21
  - ② 褥瘡の予防と対応 ………………………… 21

3 血流障害を伴う損傷
細野　昇

A　血流障害が疑われる場合の判断と対応 …… 23
B　骨　折 ……………………………………… 24
① 上腕骨顆上骨折 …………………………… 24
② 大腿骨顆上骨折 …………………………… 24
C　脱　臼 ……………………………………… 24
① 肩関節脱臼 ………………………………… 25
② 肘関節脱臼 ………………………………… 25
③ 膝関節脱臼 ………………………………… 25

4 末梢神経損傷を伴う損傷
細野　昇

A　末梢神経損傷が疑われる場合の判断と対応
　……………………………………………… 28
① 橈骨神経麻痺 ……………………………… 28
② 正中神経麻痺 ……………………………… 28
③ 尺骨神経麻痺 ……………………………… 29
④ 総腓骨神経麻痺 …………………………… 30
⑤ その他の神経麻痺 ………………………… 30
⑥ トリックモーション ……………………… 30
B　骨　折 ……………………………………… 31
① 上腕骨骨幹部骨折 ………………………… 31
② 上腕骨顆上骨折 …………………………… 32
③ 脛骨顆部・腓骨頭骨折 …………………… 32
④ その他の骨折 ……………………………… 32
C　脱　臼 ……………………………………… 32
① 肩関節脱臼 ………………………………… 33
② 肘関節脱臼 ………………………………… 33
③ 膝関節脱臼 ………………………………… 33
④ その他の脱臼 ……………………………… 34
D　骨折・脱臼に伴わない末梢神経損傷 …… 34
① saturday night palsy ……………………… 34
② リュックサック麻痺 ……………………… 34
③ 正座などによる総腓骨神経麻痺 ………… 35
E　外固定に起因する末梢神経損傷 ………… 35
① 鎖骨骨折・肩鎖関節脱臼の固定 ………… 35
② 上肢の固定 ………………………………… 35
③ 下肢の固定 ………………………………… 35
④ 外固定による末梢神経損傷の予防 ……… 36

5 脱臼骨折
細野　昇

A　脱臼骨折が疑われる場合の判断と対応 …… 37
B　脱臼骨折 …………………………………… 38
① 肩関節脱臼骨折 …………………………… 38
② 肘関節脱臼骨折 …………………………… 38
③ 股関節脱臼骨折 …………………………… 39
④ 足関節脱臼骨折 …………………………… 39

6 外出血を伴う損傷
細野　昇

A　外出血がある場合の判断と対応 ………… 41
① 開放性骨折 ………………………………… 41
② 開放性脱臼 ………………………………… 42
③ 皮膚・筋損傷 ……………………………… 42
　a．開放性皮膚損傷および開放性筋損傷 …… 42
　b．皮膚擦過傷 ……………………………… 42
B　骨　折 ……………………………………… 43
① 開放性骨折 ………………………………… 43
　a．鎖骨骨折 ………………………………… 43
　b．上腕骨骨幹部骨折 ……………………… 43
　c．上腕骨顆上骨折 ………………………… 44
　d．肘頭骨折 ………………………………… 44

e．前腕両骨骨幹部骨折 ………………… 44
　　f．中手骨骨幹部骨折 …………………… 44
　　g．指骨骨折 ……………………………… 44
　　h．膝蓋骨骨折 …………………………… 44
　　i．下腿骨幹部骨折 ……………………… 45
　　j．下腿果部骨折 ………………………… 45
　　k．中足骨骨幹部骨折 …………………… 45
　　l．趾骨骨折 ……………………………… 45
② 骨折部付近の創傷 ………………………… 45
C 脱　臼 ……………………………………… 46
① 開放性脱臼 ………………………………… 46

　　a．中手指節間(MP)関節脱臼 ………… 46
　　b．指節間関節脱臼 ……………………… 46
　　c．中足趾節間(MTP)関節脱臼 ……… 46
　　d．趾節間関節脱臼 ……………………… 46
② 脱臼関節付近の創傷 ……………………… 46
D 軟部組織損傷 ……………………………… 47
① 皮膚損傷 …………………………………… 47
　　a．外出血を伴う皮膚損傷の分類 ……… 47
　　b．創感染の予防 ………………………… 48
② 開放性筋損傷 ……………………………… 48

7　病的骨折および脱臼　　　　　　　細野　昇

A 病的骨折および脱臼が疑われる場合の判断と
　対応 ………………………………………… 49
B 病的骨折 …………………………………… 50
① 骨嚢腫による骨折 ………………………… 50
② がんの骨転移による骨折 ………………… 50

C 病的脱臼 …………………………………… 50
① 麻痺性脱臼 ………………………………… 50
② 拡張性脱臼 ………………………………… 51
③ 破壊性脱臼 ………………………………… 51

8　意識障害を伴う損傷　　　　　　　細野　昇

A 頭部外傷の症状 …………………………… 53
① 軽度な頭部外傷 …………………………… 53
② 重度な頭部外傷 …………………………… 54
B 意識障害がみられる場合の判断と対応 …… 54
① 脳振盪 ……………………………………… 54
② 軽度の意識障害 …………………………… 55
C 骨　折 ……………………………………… 55
① 脳頭蓋の骨折 ……………………………… 55

② 脳損傷を伴う危険のある骨折 …………… 56
D 脱　臼 ……………………………………… 56
① 頭部の脱臼 ………………………………… 56
② 脳損傷を伴う危険のある脱臼 …………… 57
E 軟部組織損傷 ……………………………… 57
① 頭部・顔面部の打撲 ……………………… 57
② 脳損傷を伴う危険のある頸部損傷 ……… 57

9　脊髄症状のある損傷　　　　　　　細野　昇

① 完全損傷 …………………………………… 59
② 不全損傷 …………………………………… 60
　　a．中心性損傷型 ………………………… 60
　　b．半側損傷型 …………………………… 60
　　c．横断性損傷型 ………………………… 60

A 脊髄症状がみられる場合の判断と対応 …… 60
① 中心性脊(頸)髄損傷 ……………………… 61
② 脊髄空洞症 ………………………………… 61
③ 脊柱管狭窄症 ……………………………… 61
　　a．腰部脊柱管狭窄症 …………………… 61

b．頸部脊柱管狭窄症 …………………… 62	② 胸椎の脱臼 ………………………………… 64
B 骨　折 …………………………………… 62	③ 胸腰椎移行部の脱臼 ……………………… 64
① 頸椎の骨折 ………………………………… 62	D 軟部組織損傷および疾患 ……………… 64
② 胸椎・胸腰椎移行部・腰椎の骨折 ……… 62	① 中心性脊（頸）髄損傷 …………………… 64
③ 非骨傷性頸髄損傷 ………………………… 63	② 脊髄空洞症 ………………………………… 65
C 脱　臼 …………………………………… 63	③ 脊柱管狭窄症 ……………………………… 65
① 頸椎の脱臼 ………………………………… 63	

10　呼吸運動障害を伴う損傷　　　　　　　細野　昇

A 異常呼吸がみられる場合の判断と対応 … 67	d．肋骨骨折 ……………………………… 71
B 骨　折 …………………………………… 68	C 脱　臼 …………………………………… 71
① 頸椎の骨折 ………………………………… 68	① 頸椎の脱臼 ………………………………… 71
② 胸椎の骨折 ………………………………… 68	② 胸椎の脱臼 ………………………………… 71
③ 胸部外傷 …………………………………… 68	③ 胸鎖関節脱臼 ……………………………… 72
a．損傷部位の分類 ……………………… 70	D 軟部組織損傷 …………………………… 72
b．呼吸不全の発生機序 ………………… 70	① 胸部打撲 …………………………………… 72
c．胸骨骨折 ……………………………… 71	

11　内臓損傷の合併が疑われる損傷　　　　細野　昇

A 内臓損傷が疑われる場合の判断と対応 … 73	① 肋骨骨折 …………………………………… 75
① 肝損傷を疑う患者 ………………………… 73	② 骨盤骨折 …………………………………… 75
② 腎損傷を疑う患者 ………………………… 74	C 脱　臼 …………………………………… 76
③ 膀胱・尿道・直腸損傷を疑う患者 ……… 74	① 股関節脱臼骨折 …………………………… 76
a．膀胱損傷 ……………………………… 74	D 軟部組織損傷 …………………………… 76
b．尿道損傷 ……………………………… 74	① 小児の胸部打撲（心臓震盪，心室細動など）…… 76
c．直腸損傷 ……………………………… 74	② 体幹部の軟部組織損傷 …………………… 77
B 骨　折 …………………………………… 75	

12　高エネルギー外傷　　　　　　　　　　細野　昇

A 高エネルギー外傷患者の判断と対応 … 80	C 脱　臼 …………………………………… 81
B 骨　折 …………………………………… 80	① 多発脱臼 …………………………………… 81
① 多発骨折 …………………………………… 80	② 複数脱臼 …………………………………… 81
② 粉砕骨折 …………………………………… 80	

13　医用画像の理解　　　　　川口 央修

- **A** 医用画像とは ………………… 83
- **B** 放射線の概要 ………………… 83
  - 1 X線の発見 ………………… 83
  - 2 X線の特性 ………………… 84
- **C** X線発生装置の概要 ………… 85
  - 1 基本構造 …………………… 85
  - 2 発生するX線の種類と特徴 … 85
    - a．連続X線 ……………… 85
    - b．特性X線 ……………… 85
- **D** 主要な部位の一般撮影法 …… 86
  - 1 骨・関節のX線像に求められる事柄 … 86
  - 2 体　位 ……………………… 86
  - 3 撮影方向 …………………… 88
  - 4 撮影の実際 ………………… 89
    - a．肩関節 ………………… 89
    - b．肘関節 ………………… 92
    - c．手関節 ………………… 93
    - d．膝関節 ………………… 95
    - e．足関節 ………………… 96
    - f．股関節 ………………… 98
    - g．体　幹 ………………… 99
- **E** 画像のデジタル化 …………… 104
  - 1 デジタル画像システムの実際 … 104
  - 2 デジタル画像の形成 ……… 106
    - a．A-D変換 ……………… 106
  - 3 デジタル画像の応用 ……… 107
- **F** X線CTの概要 ……………… 108
  - 1 CTの原理 ………………… 108
  - 2 CT画像の特性 …………… 110
    - a．CT値 ………………… 110
    - b．パーシャルボリューム現象（部分体積効果） ………………… 110
    - c．ノイズ ………………… 111
    - d．アーチファクト ……… 111
  - 3 CT撮影の実際 …………… 112
    - a．頭　部 ………………… 112
    - b．胸　部 ………………… 113
    - c．腹　部 ………………… 113
- **G** 磁気共鳴検査の概要 ………… 113
  - 1 MRIシステムの装置構成 … 113
  - 2 核磁気共鳴の原理 ………… 114
    - a．核磁気共鳴（NMR）現象 … 114
    - b．緩和時間 ……………… 115
  - 3 MRIの画像形成方法 ……… 116
    - a．フーリエ変換 ………… 116
    - b．傾斜磁場 ……………… 116
  - 4 各種撮像法 ………………… 117
    - a．スピンエコー法 ……… 117
    - b．インバージョンリカバリー法 … 117
    - c．グラジエントエコー法 … 117
    - d．その他 ………………… 117
  - 5 MR検査の手順 …………… 118
    - a．検査前のチェック …… 118
    - b．位置合わせ …………… 118
    - c．画像表示 ……………… 119
    - d．アーチファクト ……… 119
  - 6 MR検査の留意点 ………… 121
  - 7 画像の比較 ………………… 121
- **H** 超音波画像装置の概要 ……… 121
  - 1 原　理 ……………………… 121
  - 2 装　置 ……………………… 121
    - a．プローブ ……………… 121
    - b．モニタ表示方式 ……… 122
  - 3 超音波画像検査の特徴 …… 124
  - 4 アーチファクトの実際 …… 125
    - a．音響陰影 ……………… 125
    - b．音響増強 ……………… 125
    - c．多重反射 ……………… 125
  - 5 運動器系の画像 …………… 126
    - a．骨　折 ………………… 126
    - b．脱　臼 ………………… 127
    - c．捻　挫 ………………… 128

- d．打　撲 ……………………………… 128
- e．筋挫傷（肉ばなれ） ……………… 128
- f．その他 ……………………………… 128

I　核医学検査の概要 ………………… 132
1　概　要 …………………………………… 132
2　測定装置 ………………………………… 132
　a．シンチカメラ（ガンマカメラ） ……… 132
3　臨床画像の実際 ………………………… 135
　a．骨シンチグラフィ ……………………… 135
　b．断層撮像装置 …………………………… 136

索　引 ………………………………………………………………………………………… 139

1 柔道整復術の適否を考える

A ● 施術の適応判断の必要性

　柔術の「活法」と「殺法」のうちの活法の技術を基盤として出発した「ほねつぎ」の技は，中国医学や江戸期に日本に渡来したオランダ医学などを取り込み発展し，大正時代に「柔道整復術」と呼ばれるようになった．柔道整復術は外科的手段や投薬を用いず，脱臼，骨折，打撲，捻挫，挫傷などの外傷を用手的な治療手技で治癒にいたらせる技術である．整形外科医のように病態や疾患の経過によって保存療法，外科的療法，投薬などを選択して用いたり変更したりすることはできない．また，診察の段階でも単純X線像などの画像診断機器を，診療の補助として用いることは許されていない．

　柔道整復師の施術所を訪れる患者は外傷ばかりではなく，様々な疼痛を主訴として訪れる者が多数ある．非外傷性疾患を適切に除外することはもちろんのこと，外傷の治療でも用手的な治療法だけでは不十分または不適切なことがあり，これらも適切に治療対象から除外しなければならない．治療では患者の利益が最優先されるべきであり，対象外と判断できる疾患の治療は柔道整復術以外の治療に委ねなければならず，いたずらに治療を継続することは患者の不利益をまねく．

　柔道整復師は自身が適用できる治療法の特徴，限界を知ったうえで，訪れた患者の症状や所見から柔道整復術の適否を厳密に判断して，患者にとって最適な治療環境が選択できるよう支援しなければならない．すなわち，柔道整復術の適応のない患者に関しては適切な診療科での受診を促し，適応のある患者においても必要に応じて整形外科医などの診察を受けることを促さなければならない．

B ● 適応の判断（図1・1）

　柔道整復師であれば誰でも，意識のない患者や明らかな開放創がある患者などは柔道整復術の適応でないことが判断できる．しかし，運動器の疼痛を主訴として訪れる患者などでは臨床所見を適切に判断しないと，その患者が柔道整復術に適応するかどうか判定することは容易ではない．単純X線像などの画像診断機器の使用が許されていない柔道整復師が，発生機序，臨床所

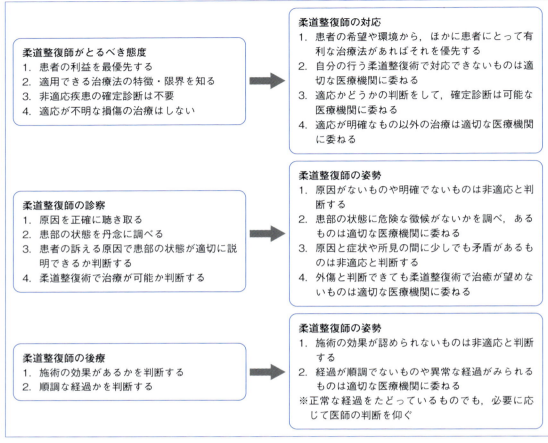

図1・1　柔道整復述適応判定の要点

見など施術の現場で合法的に得られる情報だけから損傷の本質を見きわめ，確定診断にいたるのは困難である．不十分な情報による不確実な診断と，それに基づいて施術を行うことは，患者の安全を確保する点からも危険な行為といえる．そのため柔道整復師が自分で施術を行うことを決める場合には，自制的で慎重な判断が求められる．

　柔道整復術適応の判断が必要になる現場では，発生機序，症状，所見，経過などからみて，柔道整復術の適応があるものか，あるいは柔道整復師が単独で損傷や傷害の施術を行ってよいものかどうかを判断することがもっとも重要であり，損傷器官，損傷部の病態，疾患名の厳密な特定などは最重要事項ではない．

1　患者安全の確保

　一般に，柔道整復術の適応を考えるとき，健康保険などの医療保険で療養費受領委任払い制度の適応になるかどうかの判断を優先することが多い．療養費払いの適応であるかどうかの判断も重要ではあるが，ここでいう適応の判断は，それにとどまるものではない．ここでは患者が適切

な医療を適切な時期に受けられるようにするために必要な判断で，患者安全を確保する立場からの判断である．判断しなければならないことの第一は，患者の生命に関する安全が確保できるか，永続的な障害を残す危険性が回避できるかである．第二は患者の適切な医療への受療機会が確保できるかで，不適切な医療機関や治療法の選択による治療期間の延長や不必要な医療費負担を回避することである．

2 外傷の施術適応の判断

　一般に，明確な受傷原因のある皮下損傷は柔道整復術の適応であるが，これらの外傷であっても損傷の重傷度，損傷形態，合併損傷の有無からその適応があるかを判断しなければならない．受傷原因は明確であるが意識障害がみられる患者，呼吸障害のある患者，動脈損傷のある患者，中枢または末梢神経麻痺のある患者などでは，初期に適切な治療を要し，柔道整復師単独での施術に適さない．また，開放創のある患者も柔道整復術の適応ではない．これらの患者で意識がない，開放創が明らか，呼吸停止がみられるなどの場合は，柔道整復師が判断を誤ることはない．しかし，意識が清明でない，小出血である，呼吸状態がやや不良であるなど施術を実施するかどうかの判断に迷う程度のものでも，正確に病態を把握するなど初期の適切な診療が重要である．柔道整復術の適応でない場合，医療機関への早期の受診機会を確保するなどの適切な対応が求められる．とくに，脊髄不全損傷，末梢神経不全麻痺などでは臨床所見の詳細な観察によらなければ，損傷の有無の判断が困難である．柔道整復師は確かな知識と経験により，これらを確実に発見し適切な医療機関に委ねなければならない．

3 外傷か疾病かの判断

　患者の訴えを柔道整復術の適応となる損傷や傷害によるものであると判断するとき，原因となった外力が特定できることがもっとも重要な要素である．現れている症状や臨床所見が働いた外力で説明できる場合に外傷と判断し，生命に関する予後，患肢の保存に関する予後などに問題がないと判断できる場合には柔道整復術の適応と考えてよい．外傷か疾病かの判断で注意が必要なのは，患者やその家族にとっては「思い当たる原因のない痛みなどの症状の出現は非常に不安だ」という心理が働くことであり，多くの場合に患者などは「何らかの原因らしき事象を陳述する」ということを，柔道整復師が認識していなければならない．ここでは患者などが陳述した原因で，みられる症状や所見が現れることを合理的に説明できるか否かが判断の基準になる．内臓疾患を投影した疼痛などでは，原因らしき事象が陳述されているとしても，原因と疼痛を含めた症状や所見との間で合理的な説明が不可能であることが考えられる．陳述された原因と，みられる所見や症状との間に不合理な点があるか，所見や症状から想起できる損傷や疾患のなかに柔道整復術の適応がないものが一つでも含まれている場合には，医療機関などで適切な検査や治療が行われるよう対応しなければならない．

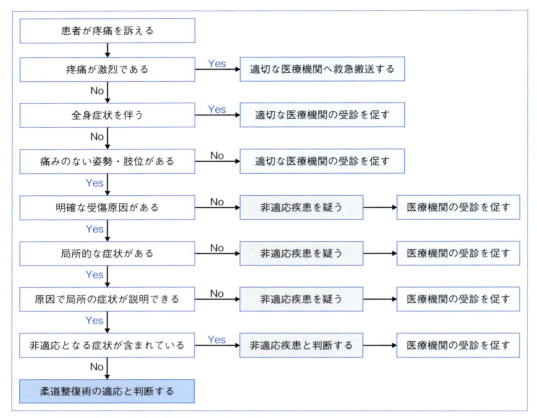

図 1・2　柔道整復術の適応を判断するときの手順

4　適応を判断する手順（図 1・2）

　痛みを訴える患者が来院したとき，柔道整復師が適応症かどうかを判断するには，最初に疼痛の強さを判断する．疼痛が激烈なものは柔道整復術の適応がなく，適切な医療機関へ救急搬送する．緊急な対応が必要ないと思われる程度の痛みでは，全身的な症状があるかどうかを確認し，発熱，意識障害などを伴うものでは適切な医療機関の受診を促す．

　全身症状を伴わない患者では，痛みの軽減するあるいは痛みのない姿勢・肢位があるかどうかを聴取して，疼痛の性状を判断する．姿勢や肢位を変えることで痛みが変化しない場合には，非適応症である疑いがあり，適切な医療機関での受診を促す必要がある．

　疼痛が軽減する姿勢や肢位がある患者には原因を聴取するが，直接的な原因がない場合や陳述する原因が明確でない場合は非適応症であることを疑い，医療機関の受診を促す．

　陳述された原因で損傷を起こしても不思議でない程度の外力が働いたと判断できる場合には，疼痛を訴える部位に局所的な症状があるかどうかを診察する．局所に疼痛以外の明確な炎症症状を認めない場合には，関連痛などであることが考えられ，適応でないことを疑い医療機関での受診を促さなければならない．

　局所に明確な炎症症状が認められるものは，患者の陳述した原因で局所にみられる症状・所見

が合理的に説明できるかを考察する．症状・所見のなかに高度な発赤や局所熱感など，一つでも説明できないものが含まれている場合には，適応でないことを疑い医療機関の受診を促さなければならない．

原因と症状・所見との間に矛盾がない場合には，血流障害の症状や神経の麻痺症状など非適応となる症状・所見が含まれているかどうかを判断する．一つでも含まれている場合は柔道整復術の非適応であり，適切な医療機関での診療が必要になる．

柔道整復術の適応となるのは，以上の危険性がすべて排除できたものである．

C 柔道整復術非適応が疑われる症状と所見

損傷や傷害の治療が適切に行われるには「正しい診断」に基づいていることが最低条件になる．しかし，柔道整復師に許されている診察法，検査手法などだけでは十分な診断結果にいたることが困難で，治療を誤る危険性もはらんでいる．柔道整復師が施術する場合には，このことを十分に意識しておかなければならない．

臨床の現場で一般的にみられる症状や所見のなかには，比較的軽度にみえたり単純にみえたりしても，重大な損傷や柔道整復術非適応を示唆するものが潜んでいて，診察にあたって柔道整復師は注意しなければならない（表 1・1）．これらの症状や所見を峻別できなければ柔道整復術の適応がないものに施術を行う結果になり，患者に重大な不利益をもたらすことにつながる．

これらの危険性を排除するには，施術の適応を判断するときに患者安全の観点から，疑わしい症状や所見に対してより高い判断基準を設定して適応の範囲を限定する態度が必要であり，必要に応じて適切な医療機関での診療に委ねる必要がある．

1 局所の診察で注意すべき徴候

a．自発痛 spontaneous pain

刺激を加えていないのに感じる痛みを自発痛といい，安静時痛ともいう．自発痛は虫歯が進行し歯髄に達した場合にみられる．拍動性の疼痛が典型的な例で，胆石症や尿管結石などにもみられる．蜂窩織炎，丹毒，急性化膿性骨髄炎などの化膿性疾患や悪性腫瘍の終末期にも自発痛がみられ，代謝性疾患である痛風でもみられる．一般に外傷でみられる疼痛は圧痛，運動痛，動揺痛など患部に加わった刺激に伴う疼痛で誘発痛 induced pain である．

患者が訴える疼痛が自発痛である場合には，外傷に起因する疼痛でないか，化膿性疾患などほかの疾患を伴っているかの疑いを排除できず，適切な医療機関での精査が必要になる．

b．局在しない疼痛および放散痛

外傷に起因する圧痛，運動痛，動揺痛などは受傷部位に局在することが特徴で，疼痛出現部位によって受傷部を同定することが可能である．これに対して内臓疾患を投影した疼痛などでは，出現部位が漠然とした広がりをもち，ほかの炎症症状を伴わない．また，四肢末梢に放散する疼

表1・1　柔道整復師が注意すべき症状や所見

局所の診察で注意すべき徴候
1. 自発痛
2. 局在しない疼痛および放散痛
3. 経過にしたがって軽減しない疼痛
4. 発赤・熱感を伴う腫脹
5. 両側性の四肢麻痺症状など
6. 末梢神経支配領域で説明できない麻痺症状

全身状態の確認で注意すべき徴候
1. 頭　痛
2. 吐き気・嘔吐
3. めまい
4. あくび
5. 発　熱

痛にも脊椎レベルで神経根に対する刺激によって出現するものがあり，疼痛出現部位にはほかの炎症症状を伴わない．これらも柔道整復術の適応を越える疑いがあり，適切な医療機関での診療が必要である．

c．経過にしたがって軽減しない疼痛

　一般に，外傷による疼痛は経過にしたがって軽減する．施術を続けているにもかかわらず軽減しない疼痛や日数の経過とともに増悪する疼痛は，外傷による疼痛でない疑い，または急性疼痛から慢性疼痛に移行した疑いがある．痛みの程度に経過にしたがった軽減がみられない場合には，非適応疾患に対する施術か施術法が適切でないかが考えられる．

　疼痛を主訴とする患者のなかで，悪性腫瘍の既往がある場合には転移も考えられ，とくに，慎重な判断が求められる．これらの患者には既往症である悪性腫瘍の治療を行った医療機関で，転移の有無に関して確認したうえで施術の適否を判断しなければならない．また，発生頻度は低いが，10歳代で膝関節付近（大腿骨遠位端や脛骨近位端部）の疼痛が継続するものでは，痛みが軽度であっても骨肉腫を疑って，詳細な検査を勧めるなど慎重に対応しなければならない．

d．発赤・熱感を伴う腫脹

　一般に，受傷直後の外傷でみられる腫脹には，高度な発赤・熱感を伴わない．受傷から時間の経過した腫脹には発赤・熱感を伴うものがみられるが，これでさえも周辺に比べほんのり赤みを帯びている，ほんのり温かみがある程度の軽度なものである．高度な発赤・熱感を伴う腫脹は，化膿性疾患や痛風などで特徴的にみられるもので，受傷から数時間程度の経過であるにもかかわらず高度な発赤・熱感を伴うものは，外傷に起因する腫脹でないか化膿性疾患など，ほかの疾患を伴っている疑いがある．

e．両側性の四肢麻痺症状など

　橈骨神経や腓骨神経などの外傷に伴う末梢神経損傷や絞扼性末梢神経障害の麻痺症状は，一般に損傷されている神経の支配筋および感覚支配領域に出現する．麻痺症状が両側の上肢または下

肢，一側の上肢と下肢，一側の上肢と反対側の下肢などの組み合わせで出現することは少ない．これらの麻痺症状は脳・脊髄レベルでの中枢神経に原因があることが考えられ，このような組み合わせで運動障害や感覚障害がみられる場合には，柔道整復術の適応範囲を越えるものであり，適切な医療機関での診療が必要である．

f. 末梢神経支配領域で説明できない麻痺症状

橈骨神経や腓骨神経などの末梢神経が障害された場合には，一般に，その神経が支配する筋および感覚の領域に麻痺症状が出現する．神経支配領域で説明できない麻痺症状は神経叢やその上位レベルでの病変を示唆する．また，フォルクマン Volkmann 拘縮を含めたコンパートメント症候群 compartment syndrome や高度な動脈損傷でもみられる．いずれも柔道整復術の適応範囲を越えるものであり，適切な医療機関での診療が必要である．一方，ヒステリー hysteria でも神経支配領域では説明しきれない麻痺症状がみられるので注意が必要である．

2 全身状態の確認で注意すべき徴候

a. 頭　痛 headache

頭部に生じている痛みのうち，外傷や皮膚炎など表在性の病変に由来しない痛みを頭痛という．様々な原因でみられ，脳腫瘍やくも膜下出血など重大な疾患によるもの，肩こりや二日酔いなど生活習慣によるもの，原因が特定できないものなどがある．

頭部外傷でみられる圧痛など受傷局所に限局した疼痛は，疼痛自体に大きな問題はない．しかし，頭部深部の疼痛として知覚される頭痛（"頭の中が痛い" などの訴えがある）は，頭部外傷に伴う脳損傷などの存在を示唆する症状の一つのため注意しなければならない．脳損傷は柔道整復術の適応範囲を越えるものであり，患者が頭痛を訴える場合には，速やかに脳神経外科など適切な医療機関での診療を受ける必要がある．とくに，吐き気・嘔吐，めまい，耳鳴りなどほかの脳損傷が疑われる症状や所見を伴うものは，ただちに脳神経外科を受診させる必要がある．

b. 吐き気・嘔吐 nausea and vomiting

吐き気・嘔吐の原因には消化器系の疾患をはじめ，中枢神経系，循環器系，泌尿器系など様々な器官の疾患に伴うものや妊娠，心理的なものまでみられる．外傷患者でみられる吐き気・嘔吐は頭部の外傷を伴っていることを疑う所見である．

頭部外傷で受診時に吐き気を訴えるもの，嘔吐の既往があるものは柔道整復術の適応を越える損傷であり，適切な医療機関での診療が必要である．とくに，強い頭痛を伴ったり繰り返し嘔吐したりする場合は，すぐに適切な医療機関に搬送する必要がある．また，後になって嘔吐がみられ意識障害，異常な言動を伴うものがあるので，この場合も発見したら速やかに適切な医療機関での診療を受ける必要がある．

c. めまい giddiness

めまいは耳から生じるめまい，脳から生じるめまい，高齢者に多いめまいの大きく3つに分けることができる．

耳から生じるめまいは三半規管，耳石器，あるいは前庭神経に障害があるめまいで，同時に耳

鳴り，難聴，耳閉感がみられる．脳が原因で起こるめまいは，耳から生じるめまいに比べると軽いことが多く，二重視，顔や手足のシビレ，力が入らない，手の震えなど脳障害の症状を伴う．耳から生じるめまいが何度も繰り返すことが多いのに対して，脳によるめまいは，今までに経験したことのないようなめまいのことが多い．

　高齢者に多いめまいは，平衡感覚の衰え，血圧調節機能の衰え，高齢者特有の疾病に対する内服薬の副作用などで起こる．原因となる疾患には起立性低血圧，椎骨脳底動脈循環不全，脳梗塞・脳出血，脱水などが多く，起立性低血圧によるめまいがもっとも多いと考えられている．また，頸部損傷によるバレ・リュウー Barré-Liéou 症候群によるめまいもある．

　めまいのなかには頭部外傷に伴う脳損傷によるものがあり，訴えがある場合には放置せず，適切な医療機関で診察を受ける必要がある．

d．あくび yawn

　あくびは眠いときや退屈なときに普通にみられる現象である．一般に血液中の二酸化炭素濃度が高くなると，呼吸中枢が刺激されて起こると考えられているが，現時点で原因や生物学的意義は未解明である．

　あくび自体は生理的な現象であるが，頭部外傷後にみられる生あくび slight yawn（眠気がないのに出るあくび）は重大な脳損傷を示唆する．とくに，小児の場合で繰り返す嘔吐，けいれん，重度な意識障害，顔面蒼白，麻痺などを伴う場合には，ただちに脳神経外科を受診させる必要がある．

e．発　熱 fever

　発熱の原因には熱射病，日射病，うつ熱などの受け身の発熱，脳腫瘍や脳外傷による中枢性発熱，感染に対する生体防御反応としての発熱がある．骨折では受傷当日や翌日に軽度の発熱がみられるが，打撲，捻挫などの軽度の外傷で発熱をみるものは少ない．運動器の疼痛を訴えるとともに，発熱がある患者では感染性や代謝性の疾患を疑い，医療機関での生化学的検査など詳細な検査が必要になる．

2　損傷に類似した症状を示す疾患

A　内臓疾患の投影を疑う疼痛

　肩部や背部の疼痛や張り，腰痛や腰部の張りが必ずしも疼痛がある部位の疾患に起因するとは限らない．そうした症状が内臓や深部組織の疾患を投影したものであることも少なくない．内臓や深部組織への刺激で発生した疼痛の信号は，求心性神経が脊髄に入るレベルと同一の脊髄レベルで支配される皮膚分節 dermatome に投射，投影，錯覚されることがある．胃や心臓，胆嚢などの内臓を支配する感覚神経と肩部，背部，腰部の感覚神経が脊髄で交差していて，脳が内臓などに由来する疼痛を正確には判別できず，肩こりなどと誤認することがあるからである（**図 2・1**）．これらの現象は関連痛 referred pain といわれる（**図 2・2**）．疼痛が同一の脊髄レベルで支配される皮膚分節に錯覚されるのは，疼痛の発生組織，臓器とその皮膚分節が発生学的に同一であると考えられるからである．

　関連痛が発生する原理には，大きく収束投射説（**図 2・3**）と収束促進説の 2 説がある．収束投射説は体性感覚神経と内臓神経がまったく同じ神経に接続していることで起こるとするもので，収束促進説は内臓神経の枝が体性感覚神経の本幹と接続していて体性神経を直接刺激しているとするものである．現在では，両者が関係しているという考えが有力である．

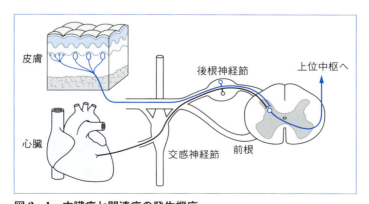

図 2・1　内臓痛と関連痛の発生機序
皮膚からの感覚情報は後根を通り，脊髄後角に終末する．一方，内臓からの感覚は自律神経系とともに後根に入り，脊髄後角に終末している．

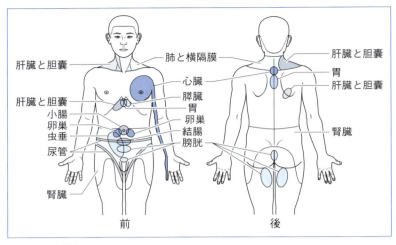

図2・2 関連痛

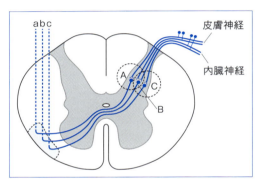

図2・3 関連痛の収束-投射機構
A, B, C：脊髄視床路のニューロン群
a：皮膚受容器からの求心性線維のみが連絡している．
b：皮膚と内臓の両受容器からの求心性線維が連絡し，関連痛を起こす．
c：内臓受容器からの求心性線維のみが連絡し，不関連痛あるいは内臓痛を起こす．

1 損傷に類似した症状を示す患者の判断と対応

　内臓疾患の診断は，十分な医学知識と経験による症状や臨床所見の詳細な検討と，画像検査，生化学検査などによる所見とを総合的に判断して疾患名の特定にいたるが，柔道整復師が臨床所見だけから疾患名を特定することは，きわめて困難である．柔道整復の現場で求められているのは，柔道整復術の適応症でないものを峻別し，適切な診療につなげ，患者に不利益を与えないことである．

　適応症であるかどうかの判断では，外傷であると決めるのに十分な原因があることがもっとも重要である．また，その原因で現れている症状のすべてが説明できることも重要である．受傷原因が明確でない場合やまったく示されない場合には，何らかの疾患によって出現した疼痛であることを疑い，患部の臨床所見を詳細に観察する．患部に圧痛，運動痛，腫脹などの局所的な炎症所見がない，疼痛が激烈である，疼痛が軽減または消失する肢位・姿勢がない，姿勢の変化に伴う疼痛の変化がない，疼痛が局所的な原因によらない疑いがある，全身的な発熱・倦怠感，吐き気，嘔吐を伴うなどのものは，柔道整復術の非適応と判断する．局所の圧痛，運動に伴う疼痛，腫脹はみられるが，これらが外傷では説明しにくいものも，柔道整復術の非適応である可能性を

考慮して，適切な医療機関での受診につなげる．

2　背部の痛み

　背側にある臓器の疾患を背痛として感じることが多い．代表的な臓器は腎臓と膵臓で，心臓，肝臓，胃，胆嚢，膀胱などの疾患も背部の痛みとして感じられることがある．背痛が長期間継続したり繰り返したりするものには，速やかに内科など適切な医療機関の受診を勧める．

3　胸部の痛み

　胸痛がみられる臓器の疾患には心臓の疾患，呼吸器の疾患，血管の疾患，消化器の疾患など様々なものがある．とくに，突然の胸痛では狭心症，急性心筋梗塞，肺血栓塞栓症，肺梗塞症，解離性大動脈瘤（大動脈解離）などが考えられ，生命に危険が及び緊急の対応が必要になるため医療機関に救急搬送する必要がある．

4　腹部の痛み

　腹痛は大きく内臓痛，体性痛，関連痛の3つに分けられ，通常，内臓痛が起こり，徐々に体性痛や関連痛が起こる．内臓痛は疝痛 colic pain と呼ばれるキリキリとうずくような痛みが間欠的に繰り返し起こるのが特徴である．内臓痛には吐き気，嘔吐，顔面蒼白，冷や汗などを伴うことがあり，部位は判然としない．体性痛は刺すような鋭い痛みで，内臓痛より強く長く（30分以上）継続する．部位を明確に示すことができ，強い圧痛と体動で疼痛が増強する．歩行で「ひびく」と訴えることがある．

　上腹部の急性な疼痛では急性胃炎，急性虫垂炎（初期），急性胆嚢炎，急性膵炎などが考えられる．上腹部の慢性な疼痛では慢性胃炎，胃・十二指腸潰瘍，胃がん，肝炎・肝臓がん，慢性膵炎などが考えられる．側腹部の疼痛では胆嚢炎，胆石症，尿路結石などが考えられる．柔道整復師が，これらの疼痛を訴える患者の疾患名を判断する必要はないが，外傷に伴う疼痛でないことを感知し，適切な医療機関での受診につなげなければならない．

5　肩の痛み

　右肩の痛みには肝臓や胆嚢の疾患の関連痛として現れているものがある．右肩部の痛みは外傷，変形性関節症，肩関節周囲炎などによるものがもっとも多く，これらとの相違を感じとり適切な医療機関での受診につなげる必要がある．

6　上肢の痛み

　もっとも有名な関連痛が，心筋梗塞時に生じる左上肢の痛みである．心臓の自律神経支配は左側の Th_1 から Th_5 であり，上肢の腋窩から手小指側まで走行する尺骨神経は C_7 から Th_1 で構成されていることから，心筋梗塞でもっとも多い下壁梗塞では関連痛として左上肢の疼痛が出現する．

B　腰痛を伴う疾患

1　腰痛を伴う疾患

　急性の腰痛を訴える疾患は，大きく筋骨格系に由来するものと腹腔内臓器に由来するものとに分類できる．筋骨格系に起因する疾患では，迅速に対処すべき疾患と急を要しない疾患とに分類できる．迅速な対処を要する疾患では化膿性脊椎炎，脊柱管正中に突出した巨大ヘルニアの圧迫による馬尾症候群，がん転移などであるが，数は限られている．red flag（警戒徴候）は，これらの疾患を疑わなければならない症状・徴候で，病歴聴取や臨床所見が判断に有用である．red flag に該当する症状・徴候がない急性腰痛では，90％が保存療法で4週以内に軽快するといわれているので，症状・徴候に基づいて危険な疾患を除外するアプローチを行い，診断のための検査を控えることも提唱されている（図2・4，2・5）．

　腰痛の病歴聴取では，まず腹腔内臓器の疾患に伴う疼痛に注意する．腹腔内臓器疾患を原因とする腰痛には，安静にしても軽快しない痛み，姿勢変化や体動で痛みの増悪がないなどの特徴があり，これらが除外できれば筋骨格系に原因がある腰痛と考えてもよい．筋骨格系に起因する腰痛で迅速な対処が必要な疾患には化膿性脊椎炎，がん転移，脊椎骨折がある．

　表2・1に脊椎疾患と関連のある病歴・診察所見の検査特性を，表2・2に腰痛を伴う疾患を示す．

2　腰痛を訴える患者の判断と対応

　一般に，腰部捻挫などによる急性腰痛でみられる強い痛みは，適切な治療と安静とで比較的短期間に軽快する．発症後，数日中に軽快しない腰痛は，腰部捻挫などでない疑いがあり，画像検査，生化学検査などを実施して，腰痛の原因を特定し適切な治療を行う必要がある．柔道整復の現場で臨床所見のみから腰痛の原因疾患を特定することは困難であり，受傷原因の明確でないものに，これを怠って治療を継続することは患者に不利益を与える．

　柔道整復師が患者に不利益を与えないためには，適応疾患でないものを峻別し，適切な診療につなげなければならない．柔道整復術の非適応と判断するときには腰痛の red flag を利用できるが，柔道整復術非適応の疑いがあるものを，現場で判断する際に有用な事項を以下にあげる．

　これらに該当する場合は柔道整復術の非適応であるか，少なくとも柔道整復師単独の判断で施術が行えるものではない．医師による適応の判断を仰ぎ，患者の危険性が否定された場合のみに

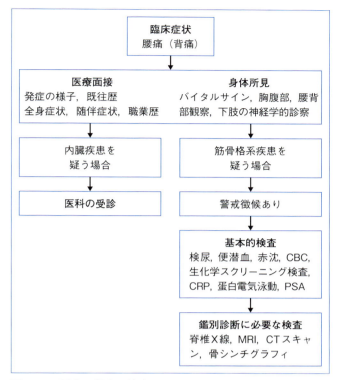

図2・4 腰痛・背痛の検査のフローチャート

施術を実施すべきである．

a. 明確でない発症時点と原因

腰痛の発生時点が明確でなく，受傷原因が明確でないもの．

b. 治療への抵抗

腰痛に対する適切な治療を行い，安静を保っているにもかかわらず，数日中に疼痛が軽減しない場合や疼痛が増強するもの．

c. 腰痛が軽減する姿勢がない

姿勢を変えることで軽減または軽快などの変化がない腰痛，腰痛を耐えられる姿勢がないもの．

d. 自発痛

自発的で持続的な腰痛があるもの．

運動や動作とは無関係に起こる自発的で持続的な腰痛で，尿管結石など内臓に由来する腰痛が疑われるもの．

e. 腰部の夜間痛

夜間の安静時に腰痛があるもの．

感染性心内膜炎，膵臓がん，大腸がんなどによって起こるものがあり，多くは危険サインと考えられている．とくに，感染性心内膜炎は脳梗塞の併発など，緊急手術が必要になるものが含ま

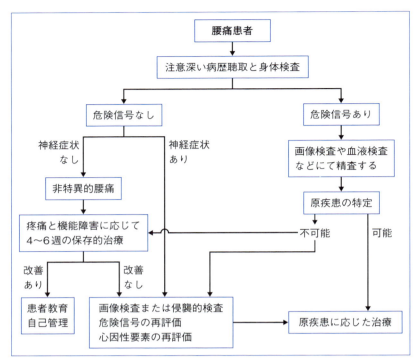

図2・5 腰痛・背痛における鑑別診断の進め方
[日本整形外科学会診療ガイドライン委員会/腰痛診療ガイドライン策定委員会(編), 日本整形外科学会/日本腰痛学会(監):腰痛診療ガイドライン 2012, 南江堂, p.26, 2012 より引用]

表2・1 脊椎疾患と関係のある病歴・診察所見の検査特性

疾　患	病歴・診察	感　度	特異度
がん転移	50歳以上	0.77	0.71
	がんの既往	0.31	0.98
	体重減少	0.15	0.94
	1ヵ月の治療に無反応	0.31	0.90
	床上安静でも改善しない	>0.90	0.46
	1ヵ月以上の痛みの持続	0.50	0.81
	50歳以上，がんの既往，体重減少，保存療法に反応しない，のいずれか1つがある	1.00	0.60
感染性脊椎炎	脊椎の圧痛	0.86	0.60
椎間板ヘルニア	坐骨神経痛	0.95	0.88
	下肢伸展挙上試験	0.80	0.40

(Jarvik JG et al : Diagnostic evaluation of lowback pain with emphasis on imaging. Ann Intern Med **137** : 586-597, 2002 より引用)

れている．

f. 高度な脊柱側彎

　脊柱の症候性側彎があるもの．高度な脊柱側彎を伴う腰痛は，腰椎椎間板ヘルニアによる坐骨

表2・2 腰痛を伴う疾患

	疾患名
消化器系	胃潰瘍・十二指腸潰瘍，胃がん，胃下垂　大腸がん　肝硬変，肝臓がん，膵炎，膵臓がん，胆嚢炎，胆石症
泌尿器系	腎盂腎炎，腎周囲炎，水腎症，腎梗塞，単純性腎嚢胞，腎静脈血栓症，腎下垂，尿路結石
脈管系	腹部大動脈瘤
脊椎疾患	化膿性脊椎炎，脊椎カリエス，脊髄腫瘍・脊椎腫瘍
婦人科疾患	子宮内膜症，子宮筋腫，子宮がん，子宮頸管炎，月経痛，月経困難症，月経不順，更年期障害

神経痛などでみられる．

g. 悪性腫瘍の既往

悪性腫瘍の治療歴があるもの．

悪性腫瘍の治療歴がある患者の腰痛は，骨転移に伴う腰痛が疑われる．

h. 腰椎棘突起の叩打痛・掌圧痛

棘突起部に叩打痛が認められるものや脊椎に掌圧痛を認める部位があるもの．叩打痛や掌圧痛を認める患者は，転移性骨がん，化膿性脊椎炎，原因外力の大きさにかかわらず椎体の圧迫骨折などが疑われる．柔道整復師が脊椎圧迫骨折の施術を行うには医師の指示が必要になる．

i. 神経症状の合併

腰痛に神経症状を伴うもの．

足関節背屈制限，足趾背屈制限，坐骨神経痛，下腿部の感覚異常など神経症状を伴う腰痛は，腰椎椎間板ヘルニアなどに伴う腰痛が疑われる．

j. 歩行異常

痙性歩行，麻痺性歩行，間欠性跛行などを伴うもの．腰部脊柱管狭窄症などを原因とすることが疑われる．

k. 排尿・排便障害

排尿・排便障害を伴うもの．脊髄の病変を原因とすることが疑われる．

③ 腰痛の注意事項

腰痛を訴える患者に対する病歴聴取では red flag に注意し，重大な疾患を見落とさないことが重要である．また，1ヵ月以上継続する腰痛にも注意が必要である．

表2・3に腰痛の red flag を示す．

がん転移では，年齢50歳以上，悪性腫瘍の病歴，原因不明の体重減少，夜間の安静時痛が red flag であり，化膿性脊椎炎では静脈注射の乱用，脊椎叩打痛，発熱，免疫抑制薬の使用であり，圧迫骨折では年齢70歳以上，最近の激しい外傷歴，ステロイド薬使用である．これらが疑われる腰痛の理学的検査では馬尾神経の圧迫症状，とくに，肛門周囲のサドル麻痺，膀胱障害（尿閉，頻尿），下肢の高度な神経症状，肛門括約筋の弛緩などの有無に注意して診察する．

表 2・3 腰痛の red flag

1. 発症年齢が 20 歳未満か 50 歳以上
2. 最近の激しい外傷歴（高所からの転落，交通事故など）
3. 進行性の絶え間ない痛み（夜間痛，楽な姿勢がない，動作と無関係）
4. 胸部痛
5. 悪性腫瘍の病歴
6. 長期間にわたる副腎皮質ホルモン（ステロイド薬）の使用歴
7. 非合法薬物の静脈注射，免疫抑制薬の使用，HIV 陽性
8. 全般的な体調不良
9. 原因不明の体重減少
10. 腰部の強い屈曲制限の持続
11. 脊椎叩打痛
12. 身体の変形
13. 発熱
14. 膀胱・直腸障害とサドル麻痺

多くの場合，脊椎に由来する腰痛は姿勢や体動に関連して変化する．これに対して，膵炎，十二指腸潰瘍，腎盂腎炎，尿管結石など内臓に由来する腰痛は変化がみられない（膵炎に起因した腰痛では身体を丸くしたほうが軽減する傾向がある）．これが腰痛を脊椎由来か内臓由来かで鑑別するときの大きな相違点である．

夜間痛や楽な姿勢がない腰痛は，red flag で炎症性の腰痛やがん転移による腰痛が疑われる．強直性脊椎炎では安静で痛むので，患者は夜間に歩き回るのが特徴である．

腎盂腎炎では発熱，肋骨脊柱角の叩打痛，腰部から鼠径部や陰嚢へ放散する疝痛がみられる．腎梗塞は血栓や塞栓で腎動脈に梗塞が起こる．これらの血栓や塞栓を形成する原因でもっとも高い割合を示すのが心臓疾患で，心臓弁膜症，心内膜炎，心房細動などの不整脈，心臓手術などの血栓が起こす塞栓症が腎梗塞の原因として多数を占めている．

腹部大動脈瘤破裂では，腹痛，腰痛を伴うショック状態になる．脊髄への動脈の破綻で，胸髄下部から腰髄の機能不全に陥り両下肢の麻痺を起こすこともある．腹部大動脈瘤破裂の出血血液が腸腰筋内に流入し，ソースポジション psoas position（腸腰筋肢位，股関節が屈曲位をとり伸展できなくなる）をとることがある．この肢位は多くの腸腰筋膿瘍にもみられる．胸部大動脈瘤解離では，前胸部から背部や腰へ痛みの移動がみられる．

皮膚表面にみられるチクチク刺すような鋭い痛みでは帯状疱疹を疑う．症状は痛みから始まり時間が経過した後で発疹が出現するものがある．

胸腰椎移行部骨折の痛みは，腰部下部に出現する場合があるので注意する．とくに，高齢者で尻餅をついた後，腰部下部の疼痛や側腹部に帯状の疼痛を訴えるものでは，疼痛部位の単純 X 線像のみで判断され，胸腰椎移行部の椎体圧迫骨折が見落とされていることがある．また肋間神経痛などと診断されるものもある．

下肢へ放散する坐骨神経痛は神経根障害を考え，腰椎椎間板ヘルニアなどを疑う．下肢の痛みを伴う間欠性跛行は，閉塞性動脈硬化症や閉塞性血栓血管炎などの慢性動脈閉塞症によるものと

腰部脊柱管狭窄症による馬尾神経圧迫による場合とがある．血管閉塞にみられる下肢の痛みは下肢遠位の歩行時痛が主体で歩行の継続により増悪し，脊柱管狭窄症の疼痛は立位の継続だけでも増悪する．脊柱管狭窄症の坐骨神経痛は下肢の近位では痛みが，遠位ではシビレが主体になることが多い．また，ABI（足関節と上腕の最高血圧の比率）が0.9未満であるものは血管閉塞を疑う．脊柱管狭窄では下肢神経症状があれば狭窄を疑う．足背動脈を触知できたからといって血管閉塞が否定できるわけではない．

両下肢のシビレを訴える場合には多発性神経炎も疑う．また，四肢のシビレは脊髄症myelopathy でもみられ，腱反射の亢進やバビンスキー Babinski 反射の出現に注意する．下肢に麻痺がみられる場合は，脊髄の病変ばかりでなく脳病変（前大脳動脈の脳梗塞，髄膜腫など）でも起こりうる．バビンスキー反射がみられる場合にはこれらも疑う．

がんの脊椎転移では，乳がん，前立腺がん，肺がん，腎がんが多く，消化器がん（胃，結腸，直腸，膵，肝，胆）の転移は少ない．

C 化膿性の炎症など

柔道整復師の施術所では運動器の痛みを主訴として訪れる患者が大多数である．疼痛の出現部位は関節や筋などで外傷の既往が明確な場合と，明確な原因が特定できない場合とがある．一般に，受傷直後の外傷では腫脹はみられるが，高度な発赤や局所熱感を伴うことはなく，受傷後数日経過したものに比較的軽度な発赤や局所熱感がみられるのみである．患部に発赤や局所熱感を伴う腫脹がみられ，明確な発症時点と受傷原因とを示すことができないときには，疼痛の原因が外傷以外にあると考えなければならない．

感染により細菌や細菌が発する毒素が体内に侵入すると，侵入部の毛細血管が拡張するとともに毛細血管の透過性が亢進し，細菌に向かって白血球が遊走する．続いて遊走してきた白血球からヒスタミン，セロトニン，キニンなどの起炎化学物質が放出される．同時に放出されるサイトカインは骨髄から白血球を動員し末梢血管内の白血球数が増加，感染部に集合する．この状態が急性炎症で腫脹，疼痛，発赤，局所熱感の症状がみられる．また，非化膿性の疾患である痛風では，関節組織に沈着した尿酸が尿酸ナトリウムとして結晶化し関節包内などに付着すると白血球群のうち，とくに好中球が結晶を異物と認識し攻撃することで強い炎症症状がみられ，これを痛風発作という．

1 化膿性炎症などが疑われる患者の判断と対応

柔道整復の現場で局所に発赤，熱感を伴う腫脹がみられる場合には，原則として非適応と判断しなければならない．柔道整復師は適応疾患でないものを峻別し，適切な治療につなげ，患者に不利益を与えないことがもっとも大切である．

発赤，熱感は受傷直後の外傷にはみられず，数日経過した後に出現する．外傷の発赤，熱感は

血腫内などの毛細血管の新生や増殖に伴う症状と考えられ，数日後の出現は毛細血管の新生が始まる日数に一致する．これらの腫脹に伴う発赤，熱感は軽度なもので，一般に，周囲に比べればほんのり赤くなっている，やや熱を帯びている程度のものである．これに対して，化膿性炎症などにみられる発赤，熱感は，明らかに周囲と赤さが異なり，明瞭に熱感を触知できる．

　柔道整復の現場では患者から聴取した受傷時からの経過時間を考えて，発赤，熱感の出現が妥当であるかを判断するとともに，外傷によるものと判断することが妥当な程度のものかを検討する．ほかの臨床症状を含めた判断で，外傷の症状の一つとして出現したものと考えられれば施術を継続する．

　受傷原因が明確でなく高度な発赤，熱感を伴う腫脹を認めれば，柔道整復の適応でないと判断し，適切な医療機関での受診につなげる．発症前に上気道炎や尿路感染など他部位の感染症の既往があり，全身的な発熱，悪寒，食欲不振，倦怠，頭痛，関節痛などを伴うものは化膿性疾患が強く疑われる．これらは，早急に適切な治療を開始することが必要で，対応の如何によっては生命に危険が及ぶこともある．

　痛風は，放置すると発作を繰り返し腎障害や尿路結石の原因になる．また，高尿酸血症には肥満，糖尿病，高血圧，高脂血症などの生活習慣病を高い確率で合併する．逆に，これらの生活習慣病の人が高尿酸血症になると，心筋梗塞や脳卒中を起こしやすくなる．痛風は代謝異常による疾患であり，関節炎に対する治療と高尿酸血症に対する治療とが必要である．急性または慢性炎症を消退させると同時に，生活習慣の改善や尿酸降下薬による薬物治療を継続して行う必要があり，適切な医療機関での受診を促す．

2　急性化膿性骨髄炎

　化膿性骨髄炎は細菌感染による骨髄の炎症で，起炎菌はブドウ球菌，緑膿菌，表皮ブドウ球菌，メチシリン耐性黄色ブドウ球菌 methicillin-resistant *Staphylococcus aureus*（MRSA）などである．開放性骨折，外科手術，骨髄穿刺，銃創などで，細菌が骨髄に侵入，増殖して起こる場合と細菌が血行性に骨髄に達し，増殖して起こる場合とがある．局所の血行障害（糖尿病，褥瘡）によって生じた皮膚の潰瘍では，皮膚組織が破壊されることで防御機能を失い，骨への感染が起こる場合もある．

　急性化膿性骨髄炎の多くは血行性に発症するもので，小児に多く，大腿骨，脛骨，上腕骨などの骨幹端部に好発する．小児は骨が成長するため血流が豊富であり，骨幹端部は細菌がとどまりやすい構造になっていることが理由として考えられている．上気道炎や尿路感染などほかの部位の感染症に続いて発症することがあるが，多くは原因が明らかでない．全身症状では発熱，不機嫌，食欲不振，全身倦怠などがみられ，局所の疼痛，腫脹，熱感，発赤などで発症する．痛みのため患肢を動かそうとせず，無理に動かすと号泣することが重要な所見となる．初期段階では単純X線像上の変化が現れにくく，超音波，CT，MRI，骨シンチグラフィなどの画像検査が有用である．また，大腿骨や上腕骨などでは感染が近隣の関節内に波及し，化膿性関節炎を引き起こすことがある．小児の急性化膿性骨髄炎では保護者などが軽微な外傷の既往を訴える場合があ

り，全身症状の有無など外傷との区別が重要である．

3 皮膚の細菌感染症

日常的に細菌に接触している皮膚は外界からの細菌の進入を防ぐ機能をもっていて，通常では感染症を起こすことはない．皮膚細菌感染症は細菌の急激な増殖による皮膚の損傷や損傷を受けた皮膚の感染により感染症が発症する．免疫力の低下や皮膚の不潔な状態は感染を起こしやすい状態にあるといえる．

a. 蜂窩織炎（図 2・6）

蜂巣炎とも呼ばれ，皮膚の化膿性感染症の一種であり，表皮から筋にいたる層構造のうち真皮から皮下脂肪にかけて細菌が感染した状態である．多くの場合，感染の原因は擦過傷や虫刺されなどの皮膚損傷，アトピー性皮膚炎や湿疹，白癬（水虫，たむし）などの皮膚疾患で皮膚の防御機能が低下していることによる．また，リンパのうっ滞，浮腫を原因とし，まったく初発の感染部位が特定できないものもある．起炎菌は溶連菌と黄色ブドウ球菌が一般的である．指や趾の先端部で発生した蜂窩織炎を"ひょう疽"といい，皮膚の浅層に感染し水疱または膿疱を形成したものは"伝染性膿痂疹（とびひ）"という．

局所症状は皮膚の発赤と局所熱感を伴う腫脹で，触れると痛みを感じる．好発部位は下腿部や足背部である．広範囲に及ぶと発熱，悪寒，戦慄，関節痛，倦怠感など全身症状を伴うこともある．免疫機能が低下している場合など感染が全身に広がり，敗血症に進行することもある．

b. 丹　毒

丹毒は蜂窩織炎の特殊な形態で，表皮基底層および真皮浅層の皮膚表層に限局した細菌感染症である．ほとんどは溶連菌によって起こり，下肢，次いで顔面が好発部位である．小さな皮膚損傷など皮膚の防御機能が低下している部位からの感染が多く，高齢者や免疫力の低下した人の発症が多い．

突然生じる，悪寒・発熱を伴った境界明瞭な浮腫性の紅斑で発症する．紅斑の表面は緊張して光沢を帯びて強い圧痛がみられ，所属リンパ節の腫脹を伴う．皮疹は遠心性に急速に拡大する．浮腫性紅斑は周囲の皮膚面より 1～2 mm 盛り上がってみえ，ときに水疱を形成することがある．高熱，悪心，嘔吐，全身倦怠感などの全身症状を伴うものがある．

4 結晶誘発性関節炎

関節内や関節周囲に，体内で異常に産生された結晶が沈着したことにより起こる関節炎を結晶誘発性関節炎という．原因となる結晶の成分には尿酸ナトリウム sodium urate，ピロリン酸カルシウム calcium pyrophosphate dihydrate（CPPD），塩基性リン酸カルシウム calcium phosphate（ヒドロキシアパタイト hydoroxyapatite）などがある．

a. 痛　風 gout（図 2・7）

尿酸ナトリウム結晶の析出で関節炎が生じる疾患で，高尿酸血症を基盤としている．発症は男

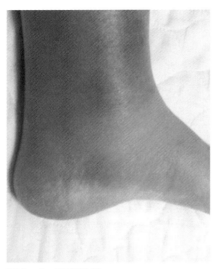

図2・6 蜂窩織炎

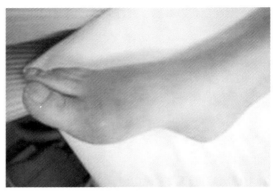

図2・7 痛風

性に多く，有病率は増加傾向にある．長期に持続する高尿酸血症では滑膜に生じた微小な尿酸ナトリウム結晶の沈着巣が関節腔内に剝脱し，白血球の貪食で急性炎症が進展する．尿酸ナトリウム結晶沈着との直接的な関連はないが，いわゆる生活習慣病との合併頻度が高いことも大きな特徴である．

痛風発作は母趾 MTP 関節，足根間・足・膝関節など下肢関節に多い．多くの場合，初回発作は単関節性で，局所の違和感が前兆になり続いて激痛が起こる．罹患関節は急激に腫脹し，局所熱感と発赤を伴う．通常，関節炎が持続する期間は 10 日前後である．初期の発作は年 1～2 回程度だが，放置すると次第に発作が頻繁に生じるようになり，治療を行わず放置すると母趾 MTP 関節，耳介，肘関節などに痛風結節が生じる．

b. 偽(性)痛風 pseudogout

CPPD（ピロリン酸カルシウム）結晶沈着症では，関節軟骨石灰化症，急性・慢性関節炎，変形性関節症など多彩な所見や臨床症状がみられる．その中で急性関節炎を呈し，痛風と似た経過をたどるものを偽(性)痛風という．患者には男女差がないか，やや女性に多く，平均年齢は 70 歳程度である．

多くは単関節性に発症するが，いくつかの関節に発症する場合もある．関節炎は間欠性に起こるが，発作の頻度は痛風より低く数年に 1 回程度で，外傷や手術などが契機になる場合があることも知られている．関節の発赤，腫脹が高度で，関節炎が持続する期間は痛風の関節炎よりも長く，一般に 10～20 日程度である．好発部位は膝関節であり，手，足，肘関節などにもみられる．痛風に比べて大関節に起こりやすい．

c. 石灰沈着性滑液包炎 bursitis calcarea・石灰沈着性腱炎 tendinitis calcarea

滑液包や腱に沈着したリン酸カルシウム結晶が白血球に貪食され，急性炎症を誘発するもので 40～50 歳代の女性に多い．石灰沈着性滑液包炎の多くは肩関節でみられ，股関節にもみられる．

石灰沈着性腱炎は肩腱板が多い．

　肩関節では夜間に突然生じる激烈な関節痛で始まり，急性期には疼痛で睡眠が妨げられ，関節可動域制限を伴う．単純X線像やCT像では石灰沈着像を認める．この時期の疼痛は安静時痛であり，2〜4週で軽減する．亜急性期，慢性期には安静時痛は認めず運動痛が主体で，疼痛は急性期よりは軽い．

D　軟部組織の圧迫損傷（褥瘡）

1　褥　瘡

　骨の突出部など皮下軟部組織が薄い部位で，一定時間の圧迫が継続すると褥瘡が発生する．褥瘡は局所の圧迫と血流の低下が最大の原因で，血流の少ない部位が圧迫されていて患者が疼痛を訴える場合は褥瘡が発生する危険性が高く，必ず局所を観察して状態を確認しなければならない．

　うっ血性心不全，糖尿病，脳血管疾患，慢性閉塞性肺疾患がある患者や骨盤骨折，脊髄損傷の患者を体位変換せずに長期臥床させると褥瘡が発生しやすい．一方，基礎疾患のない人でもギプスなどの外固定によって，骨突出部などで局所的な圧迫が継続されると褥瘡が発生する．褥瘡で組織の壊死が起こった場合には早期の治癒が困難になり，褥瘡から細菌感染が起こる可能性も高くなる．褥瘡は発生させないことが重要である．

2　褥瘡の予防と対応

　褥瘡の予防は発生させないことが第一で，好発部位である骨突出部などで局所的な圧迫を避けることであるが，外固定を行うとき骨突出部を脱脂綿で覆うのは誤りである．脱脂綿は汗などの水分を含むと，かえって硬化して褥瘡の発生を助長することになるからである．予防を目的とする場合には突出部の周辺に厚めの脱脂綿を置き，突出部とギプスなどの間に隙間をつくり，圧迫を受けないように工夫しなければならない．

　褥瘡の危険信号は疼痛で，好発部位に耐えがたい痛みがある場合は発生の危険性がある．局所を観察し皮膚が赤くなっている場合に，人差し指で3秒程度軽く圧迫し，白く変化するが離すと再び赤みが戻るものは褥瘡の危険性が低い．押しても赤みが消えず，そのままの状態であれば初期の褥瘡と考える．初期の褥瘡であっても柔道整復師の治療だけでは確実に治癒させることが不可能であり，適切な医療機関での治療に委ねなければならない．

3 血流障害を伴う損傷

　外傷に伴う動脈損傷には，開放性損傷と非開放性損傷とがある．開放性の動脈損傷では出血の態様などから同定は容易であるが，非開放性損傷での動脈損傷の発見は，必ずしも容易ではなく遅れるケースがある．筋の阻血許容時間は6時間程度といわれ，動脈血流停止の発見が遅れた場合には重度の阻血障害が起こり，支配組織の壊死をきたすものがある．臨床所見によって迅速に確定診断するための手段はなく，動脈損傷に伴う症状として阻血の5P（**表3・1**）があるが，ときに，典型的な5Pを認めない損傷がみられ，臨床所見のみでの診断には不確実さが伴う．確実な診断法として血管造影が汎用されるが，診断には1〜2時間が必要である．動脈損傷の治療は緊急を要し，可能な限り早期に血行を再開させる必要があり，血流の停止時間が短いほど予後がよい．

　四肢の外傷性動脈損傷はまれな損傷であるが，交通事故，労災事故，高所からの転落など高エネルギー high energy 外傷で起こる骨折・脱臼などに合併する場合があり，柔道整復師が遭遇する可能性を否定できない．

　また，診察に伴う患肢の操作によって発生する動脈損傷を完全に否定することはできない．受傷に合併した損傷か診察行為による損傷かの判断で，混乱をきたさないためには，診察に入る前に簡単なスクリーニングで動脈損傷の有無を確認しておく必要がある．すなわち，上肢では橈骨動脈の拍動，下肢では足背動脈または後脛骨動脈の拍動が触知できることを確認する．異常が認められる場合には，患者と状態認識を共有したうえで，ただちに適切に対応する．

A　血流障害が疑われる場合の判断と対応

　四肢の動脈が断裂するなど完全な血流停止が発生すれば，損傷部以下の高度な腫脹や阻血の5P徴候がみられ，さらに冷感がみられることもある．これらの徴候が著明にみられる場合に，柔道整復師が適応疾患と判断し施術を行うことはない．しかし，前述のように典型的な徴候のみ

表3・1　阻血の5P

1. 痛　み pain
2. 脈拍消失 pulselessness
3. 蒼　白 paleness
4. 感覚異常 paresthesia
5. 運動麻痺 paralysis

られない症例もあり，少しでも疑いがある場合には，ただちに専門医に移送する必要がある．また，動脈の圧迫に伴う血流障害では完全な遮断にいたらず，一定程度の血流が確保されている場合，側副血行路により末梢側の血流が保たれている場合など，慎重な診察により血流障害を見落とすことがあってはならない．

B ● 骨　折

外傷性骨折に伴う動脈血流障害の多くは，骨折端による動脈の断裂，骨片の転位による圧迫が原因と考えられる．断裂による血流停止は早急な観血的処置による血流の再開を行わなければならないが，圧迫では整復などで圧迫が解放できれば血流の再開が期待できる．一方，安易な整復操作では逆に動脈損傷を発生させる危険性も否定できず，実施にあたっては十分な注意が必要である．

1　上腕骨顆上骨折

転位の大きい上腕骨顆上骨折では近位骨折端により上腕動脈の圧迫損傷がみられる．断裂が起こることは非常にまれで，圧迫損傷では転位が正しく整復されれば血流の再開が期待できる．しかし，血流障害を認めたものでは医科による経過観察が必要になる．血流停止があれば耐えがたい疼痛を訴え，橈骨動脈の拍動は触知できなくなり，手指の自動運動もできなくなる．

一方，損傷部の腫脹の増大や緊縛包帯を原因とする血流障害であるフォルクマン拘縮は，発症すると不可逆性の経過をたどり，重篤な障害を残すので注意深く発症を予防しなければならない．発症を疑う初期症状がみられた場合には，ただちに包帯を除去するなど適切な処置をしたうえで医科の受診を促さなければならない．

2　大腿骨顆上骨折

大腿骨顆上骨折では膝窩動脈が損傷されることがある．膝窩動脈損傷では近位または遠位骨折端による圧迫損傷のほか，同部での断裂も起こる．膝窩動脈が断裂すると耐えがたい痛みを訴え，下腿部全体の腫脹，足背動脈の触知不能，足関節・足趾運動不能，腓腹筋部が板状に硬化するほか，下腿以下の感覚障害がみられる．これらは，下腿コンパートメント症候群の症状と類似する．

C ● 脱　臼

外傷性脱臼に伴う動脈血流障害の多くは，脱臼骨頭による動脈の圧迫によるものである．脱臼

に伴う動脈の断裂は非常にまれな損傷と考えられるが，高度な転位を認める膝関節や肘関節などの脱臼で，血管の柔軟性が低下している場合などでは，発生する危険性がある．骨折に合併した場合と同様に断裂による血流障害では，観血的に血流の再開を行わなければならない．これに対して骨頭による圧迫を原因とする血流障害では，整復などで圧迫を解放できれば血流の再開が期待できる．しかし，徒手整復の操作によって動脈を損傷させる危険性もあるので，粗暴な扱いは厳に慎まなければならない．

1 肩関節脱臼

肩関節前方脱臼では腋窩動脈損傷の合併が考えられる．動脈硬化による血管柔軟性消失，脱臼の繰り返しによる腋窩動脈と周辺組織との癒着，肩甲下動脈と上腕回旋動脈とによって腋窩動脈が固定されている，脱臼骨頭と小胸筋外側縁間に挟み込まれるなどが，腋窩動脈損傷合併の原因として報告されている．一般に，閉鎖性脱臼に伴う損傷は骨頭による圧迫が多い．まれに断裂がみられ，高齢者で腋窩動脈の枝である肩甲下動脈が分岐部で断裂した症例の報告がある．圧迫損傷では徒手整復により圧迫が解放されれば血流の再開が期待できる．また，高齢者，慢性的な反復性肩関節脱臼などでは，まれに血管壁の損傷に起因する整復後の仮性動脈瘤を形成し，血流障害を起こすことがある．

2 肘関節脱臼

肘関節脱臼に伴う動脈損傷に上腕動脈損傷がみられる．開放性脱臼骨折などでの合併が多いが，閉鎖性後方脱臼での損傷も報告されている．損傷形態では直接圧迫，圧迫による血管内皮細胞の傷害に伴う閉塞，断裂損傷がみられる．上腕動脈の損傷では側副血行路により，末梢の血行がある程度保たれるので，橈骨動脈の拍動は健側に比較して弱くなるが触知可能な場合が多い．このため，損傷の見落としに注意が必要である．上腕動脈断裂では側副血行路に期待して断裂部で結紮を行う場合もあるが，現在では予後の改善を図る目的で再建術を勧めることが多い．周辺軟部組織損傷の高度な肘関節脱臼で上腕動脈の血流が停止されているものでは，フォルクマン拘縮を起こすことがあり，初期症状の出現に対して注意深い観察が必要である．

3 膝関節脱臼

膝関節脱臼は交通事故，労災事故，スポーツ外傷など高エネルギー外傷として発生する．膝関節の安定性は内外側側副靱帯，前後十字靱帯などの軟部組織で保たれていて，脱臼ではこれらが断裂し安定性が失われる．脱臼位のままで来院すれば著明な変形が認められ診断は容易であるが，自然あるいは第三者によって整復された場合は，高度な腫脹，関節の動揺性，受傷状況から判断しなければならず困難を極める．とくに重要な問題は，脱臼に膝部後方の血管・神経損傷を合併することで，動脈の断裂があれば緊急手術が必要になる．

膝窩動脈損傷の症状は下腿の激烈な痛み，腫脹，皮下出血斑，下腿の冷感，足背動脈や後脛骨動脈の拍動を触知できないなどである．脱臼位にあるもので前述の症状が認められる場合には，徒手整復などで膝関節のアライメントを整えたうえで，症状の改善が認められなければ緊急に血管造影による検査を行い，断裂が確定すればただちに血管再建術を行う．

4　末梢神経損傷を伴う損傷

　四肢外傷に合併する末梢神経損傷の頻度は高く，柔道整復師の日常業務で遭遇することはめずらしくない．外傷そのものによる患肢の機能障害や疼痛回避のための患肢不動で，神経損傷による症状が隠蔽され見落とされる危険性が高い．臨床上，遭遇しやすい損傷（表4・1）は肩関節脱臼・上腕骨外科頸骨折に伴う腋窩神経損傷，上腕骨骨幹部骨折に伴う橈骨神経損傷，上腕骨顆上骨折に伴う正中・橈骨神経損傷，コーレス Colles 骨折に伴う正中神経損傷，股関節脱臼に伴う坐骨神経損傷，膝関節脱臼・大腿骨顆上骨折・脛骨外顆骨折・腓骨頭骨折などに伴う総腓骨神経損傷などである．

　末梢神経の損傷程度はセドン Seddon によれば neurapraxia，axonotmesis，neurotmesis に分類される．neurapraxia は一過性の神経伝導障害で，麻痺は一時的で短期間で自然に完全に回復するものである．axonotmesis は軸索断裂で，原則として自然回復するが，軸索の伸延を待たねばならず回復に時間を要するものである．neurotmesis は神経断裂で，回復には神経縫合術や神経移植術など外科的処置が必要になるものである．

　非開放性末梢神経損傷で受傷直後にみられる所見だけから，損傷程度を正確に判断することは困難である．判断は感覚検査や徒手筋力検査に加えて筋電図検査，神経伝導検査などの電気生理学的検査を行って推測する必要がある．

　神経断裂は切創，刺創，裂創など開放創を伴う損傷に多くみられる．柔道整復師の適応となる非開放性損傷での末梢神経損傷では，圧迫による損傷が多く神経断裂は少ないといわれているが，損傷がある場合には速やかに部位，程度を判断し適切な処置をとるべきである．少なくとも神経の走行や支配領域などの解剖学的知識に基づいた適切な理学的検査により発見し，見落さないよう注意が必要である．そのためには，診察にあたって必ず神経損傷の有無に関する検査を習慣

表4・1　末梢神経損傷を合併する主な骨折・脱臼

損傷神経	骨　折	脱　臼
腋窩神経	上腕骨外科頸骨折	肩関節脱臼
橈骨神経	上腕骨骨幹部骨折，上腕骨顆上骨折	
正中神経	上腕骨顆上骨折，コーレス骨折	月状骨脱臼
尺骨神経		肘関節脱臼
坐骨神経		股関節脱臼 （総腓骨神経領域に著明）
総腓骨神経	大腿骨顆上骨折，脛骨外顆骨折，腓骨頭骨折	膝関節脱臼

づけておくべきである．
　末梢神経損傷は診察に伴う患肢の操作によって発生することも否定できず，損傷が受傷に合併したものか診察行為によって引き起こされたものかの判断で混乱をきたさないためには，診察に入る前に簡単なスクリーニングで神経損傷の有無を確認しておく必要がある．すなわち，上肢や下肢全体の感覚異常の有無，手指・足趾の運動障害の有無を簡単に確認し障害が認められる場合には，患者と状態認識を共有しておく必要がある．

A　末梢神経損傷が疑われる場合の判断と対応

　末梢神経損傷の合併があれば，末梢側の支配筋に機能障害がみられる．一般に，上肢の損傷で神経損傷を合併すれば手関節および手指の運動機能に障害がみられ，下肢の場合には足関節および趾に障害がみられる．障害の有無は上肢では手指がしっかり握れるか，しっかり開けるかをみるのが簡便な方法であり，下肢では足関節の底背屈および足趾の底背屈がしっかりできることを確認すればよい．この方法で損傷が疑われた場合に，改めて詳細な機能検査をして損傷神経および損傷部位の同定を行う．この検査で，損傷される可能性のある神経に支配される筋の機能および支配域での感覚を詳細に調べれば合併した損傷神経の判断ができる．
　とくに，神経損傷の有無については初検の時点で確認をしておくことが重要で，怠ると神経損傷の発生が受傷時なのか，施術の過程で起こったのかの判定が不能になる．

1　橈骨神経麻痺

　上腕骨骨幹部骨折や上腕骨顆上骨折に合併する橈骨神経上位損傷では下垂手がみられ（図4・1），手関節の背屈，第2〜5指MP関節の伸展，第1指の橈側外転，第1指IP関節の伸展運動（過伸展）が制限される．また，手背橈側の感覚鈍麻または感覚脱失がみられ，簡便な検査ではこの部位の触覚に異常があるどうかを調べる．感覚の固有支配領域は第1，2中手骨間の背側である．完全麻痺では上記の所見のすべてがみられるが，不全麻痺ではいくつかの機能に限り障害がみられる場合があるので，注意が必要である．
　下垂手ではなく下垂指がみられ，橈側に変位した手関節の背屈が起こり，第2〜5指MP関節の伸展，母指の橈側外転，母指IP関節の伸展運動制限がみられることがあるが，これは橈骨頭付近の損傷に合併する後骨間神経（橈骨神経の枝）損傷でみられ，感覚障害を伴わない．
　コーレス骨折の骨折部で起こる橈骨神経損傷は皮枝のみの損傷で，固有感覚領域を中心とする感覚障害がみられるが，合併は少ない．

2　正中神経麻痺

　上腕骨顆上骨折に合併する正中神経上位損傷では祝祷肢位（図4・2）がみられ，手で拳をつく

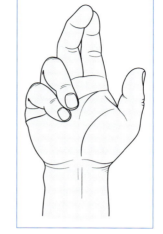

図4・1　橈骨神経麻痺（下垂手）　　図4・2　正中神経麻痺（祝禱肢位）

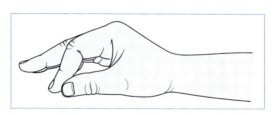

図4・3　前骨間神経麻痺（tear drop sign）

るように指示すると第1～3指の屈曲が制限される．この患者に，ピンチpinch動作を指示すると母指の対立運動も制限されているので第1指と第2指の指先がつかない．また，手掌橈側から第2，3指掌側ならびに遠位手背側の感覚障害がみられる．経過の長くなった正中神経損傷では猿手がみられる．

　母指IP関節および第2指DIP関節の屈曲が制限されるが，母指の対立運動および第2指PIP関節の屈曲が制限されないで，ピンチ動作では丸がつぶれ涙滴型サインtear drop sign（**図4・3**）を形成することがあるが，これは，前骨間神経（正中神経の枝）の損傷であり，感覚障害を伴わない．

　コーレス骨折後の手根管症候群による正中神経損傷では，主に，第1～3指橈側までのシビレがみられる．

3　尺骨神経麻痺

　手指を閉くように指示すると第4，5指PIPおよびDIP関節の伸展，母指および第4，5指の内転運動，第4，5指MP関節に屈曲力低下を原因とする過伸展が起こり，手尺側の掌背側から第5指および第4指尺側の感覚障害がみられる．これは肘関節付近での損傷を原因とする尺骨神経麻痺で，経過が長くなったものには鷲手（**図4・4**）がみられる．

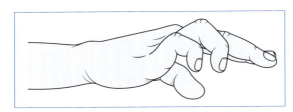

図 4・4　尺骨神経麻痺（鷲手）

　尺骨神経不全麻痺の患者に第 4，5 指の伸展を指示すると，第 4，5 指をやや外転し開いた位置で PIP・DIP 関節の最終伸展を行う．逆に，指が開かないようして伸ばすように指示すると，PIP・DIP 関節の最終伸展ができない．尺骨神経不全麻痺の機能検査では，指をしっかり閉じた状態での伸展を指示しなければ正確な判断ができない．

4　総腓骨神経麻痺

　総腓骨神経損傷では下垂足がみられ，足関節の背屈，母趾および第 2〜5 趾 MP 関節の背屈が制限される．また，足部の外返し運動も障害される．下腿外側から足背には感覚障害がみられる．

5　その他の神経麻痺

　上腕骨外科頸外転型骨折や肩関節烏口下脱臼での腋窩神経損傷合併では三角筋の機能障害が起こり，肩外転運動が制限され，肩外側の感覚障害がみられる．また，鎖骨骨折に合併した腕神経叢損傷では上肢全体の筋機能が障害されるとともに感覚障害がみられる．この場合では手指の屈伸運動に制限がみられ，手指の機能検査を行うことで損傷の有無が判断できる．筋皮神経損傷では上腕二頭筋などの機能不全と前腕橈側の感覚障害がみられる．

6　トリックモーション

　橈骨神経麻痺の患者に第 2〜5 指 MP 関節の伸展を指示すると，手関節下垂位で指の伸展を行い MP 関節伸展が可能であるかのようにみえる．これは，骨間筋，虫様筋の作用で起こる PIP および DIP 関節伸展運動につられて MP 関節が伸展するからである．この予防には手関節を背屈強制位にする（**図 4・5**）か，PIP および DIP 関節を屈曲したまま MP 関節の伸展運動をさせる（**図 4・6**）．同様に，母指の橈側外転を指示すると掌側外転を行うことも知られていて，検査では注意を要する．

　機能検査のトリックモーションには，患者の無意識のうちに起こるものがある．トリックモーションは骨折の有無や神経損傷の有無のように診断結果を左右する場合があるので，起こりやすいものについて熟知し，正確に診察することが重要である．

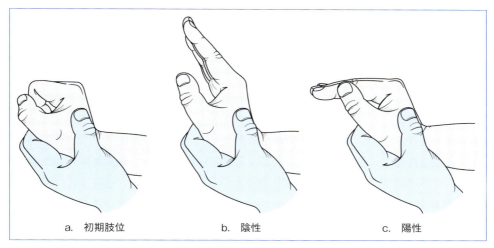

図 4・5　橈骨神経麻痺のトリックモーション防止法①

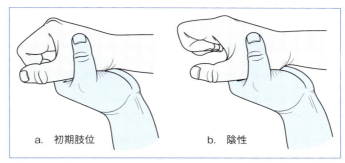

図 4・6　橈骨神経麻痺のトリックモーション防止法②

B ● 骨　折

　外傷性骨折に伴う末梢神経損傷は骨折端による損傷や受傷外力による圧挫損傷が考えられる．骨折端による損傷では圧迫損傷が一般的で断裂は少ない．骨折部位と損傷神経との関係は，ほぼ固定されているので，骨折部位が同定されれば損傷を受ける可能性がある神経を予想でき，支配領域の運動障害，感覚障害の有無を調べることで合併の有無が判断できる．

1　上腕骨骨幹部骨折

　上腕骨骨幹部骨折では，橈骨神経損傷を合併しやすい．この部位では橈骨神経本幹の損傷であり，末梢側のすべての支配領域に障害が発生する．主な運動障害は手関節の背屈運動障害，手第 2～5 指 MP 関節の伸展運動障害であり，下垂手となる（図 4・1 参照）．感覚障害は前腕背側から手背橈側の感覚鈍麻または感覚脱失である．また，第 1 指の橈側外転，IP 関節の伸展運動も

障害され，第1指IP関節は過伸展位をとれない．

② 上腕骨顆上骨折

　上腕骨顆上骨折では，橈骨神経および正中神経損傷を合併しやすい．この部位での橈骨・正中神経損傷はいずれも本幹の損傷であり，末梢側のすべての支配領域に障害が発生する．橈骨神経損傷では上腕骨骨幹部骨折の場合と同様な障害であり，正中神経損傷の主な運動障害は手関節の掌屈・橈屈運動障害，第1指MP，IP関節，第2，3指MP，PIP，DIP関節の屈曲運動障害であり，これらの運動を行おうとすると祝祷肢位となる（図4・2参照）．感覚障害は手掌橈側から第2，3指掌側ならびに遠位背側の感覚鈍麻または感覚脱失である．また，第1指の掌側外転，対立運動も障害される．

　頻度は低いが，上腕骨顆上骨折では橈骨・正中両神経を同時に損傷するものや，尺骨神経損傷を合併するものがある．

③ 脛骨顆部・腓骨頭骨折

　膝関節外側の損傷である脛骨外顆骨折や腓骨頭骨折では腓骨神経損傷の合併がみられる．この部位は浅腓骨神経と深腓骨神経とが分岐する前で，末梢側のすべての腓骨神経支配領域に障害が発生する．主な運動障害は足関節の背屈運動障害，第1～5趾MTP関節の伸展運動障害であり下垂足となる．感覚障害は下腿外側から足背の感覚鈍麻または感覚脱失である．また，長・短腓骨筋が浅腓骨神経の支配を受けていることから，その作用である足部の外返し運動が障害されることもある．

④ その他の骨折

　コーレス骨折の受傷時に合併することがある橈骨神経損傷では，手背橈側の感覚障害がみられるが運動障害はみられない．また，コーレス骨折後に発生する手根管症候群では，主に正中神経支配領域である第1～3指の感覚障害がみられる．

C 脱　臼

　外傷性脱臼に伴う末梢神経損傷は，脱臼した骨頭による神経組織の圧迫が一般的で，断裂は骨折の場合に比べても少ない．脱臼関節と損傷神経との関係は，ほぼ固定されていて，脱臼部位と骨頭の転位方向が同定されれば損傷を受ける可能性がある神経を予想でき，神経損傷合併の有無は，その支配領域にしたがって運動・感覚の障害を調べれば判断できる．

1　肩関節脱臼

　肩関節脱臼では前方脱臼による腋窩神経損傷の合併が多い．脱臼の発生頻度は低いが，直立脱臼（関節窩下脱臼）での合併頻度が高いとの報告もある．腋窩神経の支配を受ける主な筋は三角筋であり，支配を受けている皮膚感覚の領域は肩外側部である．腋窩神経損傷の合併では，肩関節の外転運動障害と肩外側の感覚鈍麻あるいは脱失とがみられるが，脱臼が整復される前では肩関節が弾発性に固定され，自動運動は不能であり，外転運動障害有無の判断は困難である．この場合の神経損傷の有無は，肩外側の感覚異常の有無によって推測しなければならず，より正確な判断は，脱臼整復後に自動運動による三角筋の機能を併せて調べることによらなければならない．

　近年では，高齢者にも外傷性肩関節脱臼がみられるようになり，比較的高齢者で高エネルギー外傷による脱臼では，頻度は低いが腱板損傷を合併するものが報告されている．このような症例では脱臼整復後であっても，神経損傷合併有無の判断は容易ではない．腱板損傷を合併する脱臼には，このほかに腕神経叢麻痺，C_5，C_6麻痺（肩甲上神経領域）などの合併も報告されていて，さらに複雑な様相を呈していて判断を困難にする．非開放性の腋窩神経損傷はほとんどが保存療法で回復するとされているが，様々な場合を想定して的確に発見し，適切な医療が受けられるよう努めなければならない．

2　肘関節脱臼

　肘関節脱臼に合併する末梢神経損傷は，肘関節部周辺の骨折に合併する末梢神経損傷に比べ頻度が低い．肘関節脱臼の多くは後方脱臼で，合併する可能性があるのは橈骨，正中，尺骨神経の損傷である．正中神経のこの部位での損傷は上腕骨顆上骨折の場合と同様に正中神経本幹の損傷である．尺骨神経損傷の合併もみられるが，比較的若年者の脱臼で上腕骨内側上顆骨折を合併した場合などに多い．この部位で発生した尺骨神経損傷では，末梢側のすべての支配領域に障害が発生し，主な運動障害は手関節の掌屈・尺屈運動障害，第4，5指PIP，DIP関節の伸展運動，MP関節の屈曲運動障害であり，第4，5指を伸展させようとすると鷲手様になる（図4・4参照）．感覚障害は手尺側の掌背側から第5指および第4指尺側の感覚鈍麻または感覚脱失である．また，第1指の内転運動，第4，5指の内転運動，第5指の外転運動，第1指方向への対向運動も障害される．

3　膝関節脱臼

　高エネルギー外傷 high energy trauma として発生した膝関節脱臼には，動脈損傷とともに末梢神経損傷を合併する危険性が高い．この部位では坐骨神経は脛骨神経と総腓骨神経に分岐しているが，両神経がともに損傷される可能性が高い．両神経が損傷された場合には足関節以下のすべての運動が障害され，下腿外側および足部の感覚鈍麻または感覚脱失がみられる．

4　その他の脱臼

　月状骨掌側脱臼では正中神経損傷を合併し，第1〜3指の感覚障害で脱臼が発見されることがある．股関節後方脱臼に伴う坐骨神経損傷は，とくに，臼蓋後縁の骨折を合併したものに多くみられ，腓骨神経支配領域での障害が著明に出現する．

D　骨折・脱臼に伴わない末梢神経損傷

　末梢神経線維は圧迫や牽引などの刺激に対する抵抗性が低く，骨折や脱臼などを伴わない損傷がみられる．saturday night palsy，リュックサック麻痺，正座による腓骨神経麻痺など日常生活活動で起こるものや，骨折・脱臼などで行う外固定で固定具によって圧迫されて起こるものがある．一般に，運動麻痺より感覚麻痺が軽度なことが多い．これは，圧迫に対して神経線維が太い運動神経のほうが，細い線維である感覚・自律神経線維より抵抗性が低いことに起因すると考えられている．

1　saturday night palsy

　同様な病態にhoneymoon paresis（ハネムーン麻痺）がある．腕枕をするなど不自然な姿勢で眠り込んでしまい，上腕部が圧迫され発生した末梢神経損傷で，上腕中央部での圧迫による橈骨神経麻痺が多い．ここでの損傷は橈骨神経本幹の損傷で，末梢側支配領域でのすべての機能に障害が出現する可能性があるが，一般に，上腕三頭筋の障害はみられない．これは上腕三頭筋を支配する枝が，損傷部より近位で分岐しているからである．

2　リュックサック麻痺

　重いリュックサックを長時間背負い続けたことで発生する末梢神経損傷である．リュックサックのベルトなどで腋窩神経や長胸神経が圧迫され発生すると説明される場合と，腕神経叢を構成する神経根部で牽引性の不全麻痺を起こしたと説明される場合とがある．主に長胸神経，腋窩神経，筋皮神経などが損傷される．長胸神経麻痺では前鋸筋の機能不全による翼状肩甲，腋窩神経麻痺では三角筋の機能不全による肩関節挙上運動障害，筋皮神経麻痺では上腕二頭筋の機能不全による肘関節屈曲運動障害がみられる．

　治療は，上肢に負荷がかからないように注意し，局所の安静を保てば回復が期待できる．また，疼痛や違和感のない範囲で，肩関節の可動域改善および肩周囲筋の筋力強化を行う．回復には1〜1.5ヵ月を要する．

③ 正座などによる総腓骨神経麻痺

正座では総腓骨神経が腓骨頭部で圧迫されて腓骨神経の不全損傷状態になることがあるが，この場合，一般に患者は下腿外側から足部にかけての強いシビレを感じ，正座を中止するので一過性の麻痺にとどまるものが多い．しかし，踵を台に乗せて膝関節が反張位に置かれた肢位で寝込んでしまった場合や，膝窩部に硬いものが当たったままで寝込んでしまった場合には，腓骨頭部で総腓骨神経の圧迫と伸張が継続され麻痺が発生する．この場合の感覚・運動機能の障害は末梢側支配領域のすべてで出現する可能性がある．

治療は保存療法が原則で，足関節背屈運動障害がある場合には大きな歩行障害を伴うので，下垂足用装具（短下肢装具）の装着が必要になる．回復に2〜3ヵ月を要するものがある．

E　外固定に起因する末梢神経損傷

① 鎖骨骨折・肩鎖関節脱臼の固定

鎖骨骨折や肩鎖関節脱臼の外固定では腋窩枕子を装着する．また，鎖骨バンド固定では腋窩をバンドが通過する．この場合，腋窩部で腋窩神経，筋皮神経が圧迫を受ける可能性がある．腋窩神経損傷では三角筋の機能不全と肩外側の感覚障害がみられる．筋皮神経損傷では上腕二頭筋などの機能不全と前腕橈側の感覚障害がみられる．

② 上肢の固定

上腕以下の外固定で上腕中央からの固定では，ギプスや金属副子の端で橈骨神経が圧迫を受けることがある．また，不適切に成型されたギプスや金属副子によって，肘関節の尺骨神経溝部で尺骨神経が圧迫を受けることがある．この固定による橈骨神経損傷では損傷部より末梢側の全支配領域で，尺骨神経損傷では損傷部より末梢側の全支配領域で，感覚・運動機能の障害が出現するが，一般に，固定範囲は手MP関節手前までで，感覚・運動機能の障害の有無を固定したままで確認する場合には，調べる項目が制限される．橈骨神経麻痺では手第2〜5指MP関節の伸展，第1指の橈側外転，第1指IP関節の過伸展運動の障害，感覚障害は第1指背側の触覚が調べられる程度である．尺骨神経損傷の場合には調べられる項目が比較的制限されず，正確に確認しにくい機能は第1指の内転運動くらいである．これは，尺骨神経が支配する手の運動機能が手指に集中しているためである．

③ 下肢の固定

大腿部以下の外固定では不適切に成型されたギプスや金属副子によって，腓骨頭部で総腓骨神経が圧迫を受けることがある．この部で起こった総腓骨神経損傷では損傷部より末梢側の全支配

領域で感覚・運動機能の障害が出現する．一般に，下肢の固定の先端は足MTP関節手前で，足関節が含まれる．固定したままで総腓骨神経の機能を調べようとすれば，足関節背屈や足部外返し運動を調べることはできず，第1〜5趾MTP関節の伸展運動と第1〜4趾背側の触覚が調べられる程度である．

4　外固定による末梢神経損傷の予防

　外固定によって末梢神経損傷を発生させれば，責任は固定を実施した柔道整復師にあることは明らかで，好発部位を知り末梢神経の圧迫を避けることで，損傷を予防しなければならない．外固定を行うとき，末梢神経の走行上または好発部位上の狭い範囲を局所的に脱脂綿で覆うのは誤りで，脱脂綿は汗などの水分を含むと，かえって硬化して末梢神経の圧迫を助長することになる．発生を予防するには神経走行部や好発部位の直上を避け周辺に厚めの脱脂綿を置き，神経とギプスなど固定材料との間に隙間をつくり，圧迫を受けないように工夫する．

5　脱臼骨折

　単独脱臼が発生したときの外力より大きな力が関節部に働くと，脱臼に加え関節付近に骨折を伴う脱臼骨折を起こすことがある．脱臼のみでは外力を吸収しきれず付近の骨に骨折をきたすと考えられる．交通事故など高エネルギー外傷で起こるものや，スポーツで自身の運動による負荷だけでなく，他選手の体重などの負荷が加わった際に起こる．また，スノーボードのジャンプなどによる落下時の落差が大きい場合に起こるものもある．

　関節窩や関節頭に骨折がある脱臼骨折では，関節周辺の軟部組織損傷も高度になることから，関節の安定性の確保が困難であり，整復後の骨片の安定性も確保しにくい．脱臼骨折では骨折が解剖学的に整復された状態で癒合しないと，関節不安定性や可動域制限を残すことになる．

　治療は観血的に骨の解剖学的な整復と固定を目指し，骨癒合後，筋力低下や可動域制限に対して関節可動域訓練，筋増強訓練を実施する．

　ここでは，柔道整復の現場で遭遇する可能性の高い脱臼骨折に限って言及する．

A　脱臼骨折が疑われる場合の判断と対応

　一般に，脱臼骨折は単なる脱臼に比べて，働いた外力が大きい場合に発生するものが多い．柔道整復師は受傷機転の聴取でこれらが予想される場合には，脱臼による関節部の変形など外観からの所見に目を奪われることなく，脱臼に伴う可能性の高いいくつかの骨折を想起し，その部位を丹念に触診して骨折の発見に努める．腫脹の程度や疼痛の強さなどから典型的な脱臼症状との相違を感知するとともに，わずかな異常可動性や軋轢音など骨折症状にも注意を払い，骨折の見落としがないようにする．

　典型的な脱臼は徒手整復で骨頭が解剖学的な位置に整復され，その後，適切な範囲で適切な期間固定されれば解剖学的な治癒に導くことができる．しかし，多くの脱臼骨折では脱臼骨頭に整復操作の力が直接伝わらず整復が困難な場合や関節構成骨を解剖学的形態に戻す必要性から，観血的な整復・固定が必要になるケースが多い．これらの観点から，柔道整復師は脱臼骨折が疑われる場合には，単なる脱臼に比べて患部の不安定性が大きいことも考慮して，徒手整復などは行わず二次的損傷の発生を予防する目的の簡易な固定を行い，適切な医療機関に移送する．

B 脱臼骨折

1 肩関節脱臼骨折

　肩関節部の脱臼骨折では大結節骨折を伴うもの，外科頸骨折を伴うもの，関節窩骨折を伴うものが代表的である．

　大結節骨折は高齢者の脱臼に合併する頻度が高い．一般に，脱臼状態にある肩関節で臨床所見のみから大結節骨折が合併していることを判断するのは困難で，確定診断は少なくとも単純X線像によらなければならない．脱臼が整復された後では，限局性圧痛などを丹念に診察することで，ある程度，大結節骨折の合併を予測できる．肩関節脱臼が整復されると骨折も整復されることが多いとされていて，転位が残った場合には観血的に引き寄せ鋼線締結 tension band wiring 法で内固定する．

　外科頸骨折は外力が大きかった場合や高齢者の脱臼に合併する．受傷からの経過が短時間である場合や骨折部の転位が大きい場合には，腫脹の出現状態，軋轢音の触知などで骨折の合併を予測できる場合もある．外科頸骨折を伴うものは整復操作で脱臼骨頭に力が及ばないので，一般に徒手整復は不可能で，観血的に脱臼と骨折の整復を行い，骨折部は内固定する．

　一般に，関節窩骨折は骨性バンカート Bankart 損傷でみられる．ラグビーやアメリカンフットボールなどのコンタクトスポーツ選手の脱臼でみられ，比較的大きな外力が働いたことが想像される．この損傷が整復操作自体の障害になることは少ないが，反復性脱臼の原因になり，スポーツを継続する希望がある患者では，観血的に修復する必要がある．バンカート損傷を含めて臨床所見のみで損傷の有無を判断することは困難で，MRI 像や CT 像によるスクリーニングが必要である．

2 肘関節脱臼骨折

　肘関節脱臼骨折には尺骨鉤状突起骨折を伴うもの，橈骨頭骨折を伴うもの，尺骨近位部（肘頭部を中心とする）骨折に伴う肘関節前方脱臼・後方脱臼などがあり，一般に，高エネルギー外傷で起こる．尺骨鉤状突起の骨片が大きいものや橈骨頭骨折を伴う脱臼では，骨折に対して観血的な整復・固定や骨片切除術，人工骨頭置換術が必要になる．尺骨近位部骨折に伴う脱臼はモンテギア Monteggia 骨折に類似する損傷で，観血的整復・固定が必要になる．

　柔道整復の現場での肘関節脱臼骨折の多くは，骨端軟骨閉鎖前の青少年期に起こった肘関節脱臼に合併する内側上顆骨折である．この損傷で安易な整復操作を行うと骨片が関節裂隙に陥入して，観血的整復を余儀なくされる場合があり注意が必要である．

　患者の年齢などから，内側上顆骨折を合併する可能性がある肘関節脱臼の診察では，内側上顆部を丹念に触診し異常の有無（正しい位置に内側上顆があるかどうか）を確認しなければならない．単純X線像の判断でも脱臼に目を奪われ，また，骨片が上腕骨遠位端部に重なっていると，

しばしば骨折に気がつかない場合があり、注意深く読影しなければならない。骨片が関節内に陥入すると、尺骨神経麻痺を引き起こす頻度が高くなる。

モンテギア骨折は小児に多くみられる、尺骨骨幹部近位の骨折と橈骨頭の脱臼である。成人にもみられるが頻度は低い。橈骨頭の脱臼を見落とさないことが重要で、丹念な触診で橈骨頭の位置を確認するが、臨床所見のみでは発見することが困難な場合が多い。単純X線像による判断では、肘の屈曲伸展にかかわらず橈骨頭および頸部の中心線が、上腕骨小頭の中心を通過しているかどうかを確認することがポイントである。バドBadoの分類でⅠ～Ⅲ型は徒手整復と外固定で治癒可能といわれているが、まれに橈骨頭の徒手整復不能や整復位保持が困難で、観血的な整復・固定が必要になる場合がある。

3 股関節脱臼骨折

股関節脱臼のうち交通事故で発生し、ダッシュボードで膝を強打する、いわゆるダッシュボード損傷 dashboard injury で起こったものに臼蓋後縁の骨折を伴う脱臼骨折がみられる。運転席または助手席で膝を曲げた状態でダッシュボードに膝を打ちつけた場合に発生するものが多い。臼蓋後縁骨折は徒手整復の障害にはなりにくいが、まれに骨片を関節窩内に引き込み整復不能になるものがみられる。骨片が大きく再脱臼の危険性が高いものは、整復後に観血的に内固定する。脱臼は24時間以内の整復が必要とされ、整復が遅れると高率で大腿骨頭の阻血性壊死が起こる。股関節後方脱臼に坐骨神経麻痺を合併するものがあるが、臼蓋後縁骨折を伴うものでは合併の頻度が高い。

股関節脱臼に大腿骨頸部骨折を伴うものがあり、単純X線像では慎重に判断しなければならない。不全骨折や転位のない骨折を見落とし、安易に脱臼の徒手整復操作を実施すると完全骨折に移行したり転位を増強させたりすることがあるので注意が必要である。頸部骨折を伴う脱臼骨折は観血的に整復する。

4 足関節脱臼骨折

足関節の単独脱臼はまれで、内果または外果の骨折を伴い脱臼骨折となる。発生機序は捻挫と同様で内転や外転の強制による。スポーツ活動中の損傷では、これにほかの選手の体重などの負荷が加わることで損傷が高度化する。主要な症状は激しい疼痛と高度な腫脹であり、転位が高度な場合は関節の著しい変形がみられる。ときに骨折音を聞いたと訴えるものがある。

治療の要点は骨の解剖学的な形態での癒合と関節の適合性の確保で、変形や関節の不適合が残った場合には関節不安定性や可動域制限を残すことになる。徒手整復で解剖学的な整復位が得られたとしても、骨癒合まで整復位を保持することが困難で、観血的な整復・固定が必要になるケースが多い。

6 外出血を伴う損傷

　皮膚，筋，脂肪組織，線維組織，血管，末梢神経組織などの軟部組織は，機械的外力などで損傷を受ける．生体を構成する組織に生じた損傷を「創傷」と総称する．皮膚や粘膜の連続性が断たれ，皮下にある組織と外気とが交通する開放性のものを「創」，連続性が保たれている閉鎖性のものを「傷」という．機械的外力が鈍性（鈍的外力）の場合で開放性のものを「挫創」といい，閉鎖性のものを「挫傷」という．これに対して刃物など鋭利なもので受けた開放性の損傷は創の形態により「切創」，「刺創」などと呼ばれる．
　開放性の損傷では外出血を伴い止血の処置とともに，感染に対する処置が必要になる．

A　外出血がある場合の判断と対応

　量の多寡にかかわらず，外出血を伴う場合は柔道整復術の適応ではない．柔道整復師は早期に患者が適切な治療が受けられるように配慮しなければならない．応急的な対応では患者がいかなる病原体の保有者であるかが不明であり，まず，自身の感染予防のためゴム手袋や買い物袋などを利用して，直接血液に触れないよう注意する．出血量が少ないときは創傷部を清潔なガーゼなどで覆い患肢を高挙する（高挙法）．出血量がやや多いときはガーゼなどで覆った上から手などで圧迫する（圧迫法）．圧迫法には直接圧迫と間接圧迫法があり，直接圧迫法は清潔なガーゼや布を傷口の上に置き手で圧迫する方法で，間接圧迫法は出血している血管の中枢側を手指で圧迫する方法である．大血管の損傷があり圧迫法と高挙法で止血できない場合は，創傷部の近位側を駆血帯などで緊縛する（緊縛法）が，緊縛の時間は安全を見込んで1.5～2時間を限度とする．緊縛法は前腕・下腿など2骨がある部位には適さず，緊縛が弱いと静脈還流だけが止まり出血を助長する結果になる．また，細めのベルト，輪ゴム，布片などでの緊縛は神経麻痺の原因になり，長時間の緊縛は末梢の壊死を起こす危険がある．

1　開放性骨折

　骨が創外に露出しているものを柔道整復師が非開放性骨折と見誤ることはない．骨は感染に対する抵抗性が低く，感染すれば骨髄炎を起こす可能性が高くなる．開放性骨折の応急手当のポイントは大量出血の防止と感染予防であり，予防処置を行う前に露出した骨を創内に引き入れてはならない．とくに，出血が動脈性の出血である場合には，十分な止血処置を施したうえで救急搬

送する必要がある．動脈性の出血の特徴は鮮赤色，拍動性，大量などである．応急手当では創部の汚染が拡大しないよう清潔なガーゼなどで被覆し，適切な止血処置を行った後，簡単な患肢固定を行い救急搬送する．繰り返すが，感染予防処置を行う前の露出骨の収納は絶対に行ってはならない．

　骨の露出がなく開放創が骨折部と交通があるかどうかの判断が必要なものでは，出血血液を観察し溜まった血液に脂肪滴が浮遊しているかどうかが重要で，ギラギラとした脂肪滴が浮遊している場合には開放性骨折の可能性が高く，創の大きさに比較して出血量が多量である場合もその可能性が高い．開放創が比較的小さければ創を清潔なガーゼで被覆し圧迫するなど，止血処置と汚染の拡大を予防したうえ，簡単な患肢固定を行い救急搬送する．

2　開放性脱臼

　柔道整復師が創外に骨頭が露出している脱臼を非開放性脱臼と判断することも，柔道整復術の適応であると考えることもない．開放性脱臼の応急手当のポイントも大量出血の防止と感染予防である．関節部は骨よりもさらに感染に対する抵抗性が低く，感染すれば化膿性関節炎などを起こし，関節可動性の回復が望めなくなる可能性が高い．骨頭が創外に露出している場合に開放創ならびに関節腔の感染予防処置を行う前に，絶対に露出骨を関節腔内に収納してはならない．骨折を伴わない開放性脱臼に重要な動脈の断裂を伴うことは少なく，この場合の応急手当は汚染が拡大しないよう清潔なガーゼなどで被覆し，適切な止血処置を行った後，簡単な患肢固定を行い救急搬送する．

　骨頭の露出がなく開放創が脱臼関節腔と交通があるかどうかの判断は困難であるが，出血血液に関節液の混入が疑われるものは開放性脱臼の可能性が高い．開放創が比較的小さければ創を清潔なガーゼで被覆し圧迫するなど，止血処置と汚染の拡大を予防したうえ，簡単な患肢固定を行い救急搬送する．

3　皮膚・筋損傷

a．開放性皮膚損傷および開放性筋損傷

　開放性の皮膚損傷や筋損傷には皮膚の処置や筋の処置が必要になる．いずれも柔道整復術の適応はなく，創傷の大小にかかわらず外科的な処置の対象になる．柔道整復師が応急手当を行う場合の判断では筋損傷の有無の判断は必要なく，動脈性の出血など大量の出血を伴うものか比較的出血が少ないものかで止血方法を選択する．出血が多い場合には近位側の動脈を圧迫するなどの止血法が必要になり，出血が比較的少ない場合には創部を清潔なガーゼで被覆して，汚染の拡大を予防し圧迫するなどの方法で止血する．その後，適切な医療機関に搬送する．

b．皮膚擦過傷

　皮膚の擦過傷では表皮は剝離して真皮が露出しているが，皮下組織は露出していない．擦過傷の手当が柔道整復術の適応であるか否かは議論のあるところであるが，一般に患者自身あるいは

家族などにより手当てされているのが実情である．

現在では，消毒は傷の治癒を遅らせるのですべきでない行為と考えられていて，擦過傷の手当の原則は消毒しないで傷を洗浄することである．洗浄は水道水を用いて洗い流せばよく，滅菌水である必要はない．水道水は塩素消毒してあり洗浄用として十分に有効であるとされている．洗浄後は湿潤療法（モイストヒーリング）という治療法が勧められていて，具体的には台所用のラップで傷を覆って乾燥を予防する．なお，湿潤療法には適応について様々な意見もあり評価は確定していない．

擦過傷の大きさや深度により治療法が変わる場合があるので，広範なものや深度の深いものは医療機関の受診を促す必要がある．

B 骨 折

骨折に伴う開放創は直達外力による挫創や鋭利な骨折端による穿孔がある．強大な直達外力で発生した場合には挫創がみられ，鋭利な骨折端の突出による穿孔は介達外力による骨折でみられる．これらは長骨に多く，骨が皮下直下に存在し被覆する軟部組織が薄い部位での発生が多いが，強大な直達外力で発生するものはいずれの部位でも発生しうる．骨は皮膚などの組織に比べると感染に対する抵抗性が弱く，初期の治療が適切でないと細菌感染により化膿性骨髄炎を発症し，治療が非常に困難になる．化膿性骨髄炎は骨癒合経過を不良にする大きな要因で，骨癒合したとしても，後に病的骨折の原因になる．

1 開放性骨折

創によって骨折部と外界とが交通したものが開放性骨折であり，開放性であるかどうかは創の大きさとは無関係である．

a. 鎖骨骨折

鎖骨骨折の多くは介達外力によって発生する．中高年以降の骨折では第3骨片を形成し，骨片が直立したものでは皮下から皮膚を突き上げ，穿孔が生じ開放性骨折になるものがある．鎖骨肩峰端部骨折で直達外力によって発生したものでは，被覆軟部組織が薄く開放性骨折になるものがある．第3骨片が皮下に直立した骨折で，穿孔はないが皮膚の突出がみられるものは，突出部をテープなどで安易に圧迫すると穿孔が生じ，人為的な開放性骨折にしてしまうので注意する．

b. 上腕骨骨幹部骨折

上腕骨骨折では近位および遠位端部の骨折が多く，骨幹部骨折は比較的少ない．骨幹部骨折は青壮年期に多く，交通事故などの高エネルギーによる外傷で起こるものが多い．また，投球動作や腕相撲などで上腕骨に瞬間的に大きな捻転力が働き発生するものもある．開放性骨折は直達外力による高エネルギー外傷で多くみられ，観血療法の適応になる．

c. 上腕骨顆上骨折

　上腕骨顆上骨折は，小児が転倒や転落した際に腕を伸ばして手を衝くことで，肘に急激な伸展力が加わって起こる．上腕骨顆上骨折が開放性骨折になる頻度は低いが，近位骨片の先端が鋭く尖ったもので転位の大きい場合に，近位骨折端が肘関節屈側の皮膚を突き破って突出し，開放性骨折となるものがある．

d. 肘頭骨折

　肘頭骨折は転倒時に肘伸展位で手を衝き介達性に発生するものと，肘を衝き直達性に発生するものとがある．このうち直達外力で発生したものでは，骨折部の被覆軟部組織が薄いことから開放性骨折になることがある．とくに，高齢者では軟部組織の柔軟性が低下していて，開放性骨折の頻度が高くなる．

e. 前腕両骨骨幹部骨折

　通常，成人の前腕両骨骨幹部骨折は交通外傷，労働災害での機械に巻き込まれる，高所からの転落などの高エネルギー外傷で発生する．一方，小児では転倒などの低エネルギー low energy 外傷で介達外力による発生が多い．直達外力では橈・尺骨同高位の横骨折が多く，介達外力では橈・尺骨で高位が異なる斜骨折になることが多い．成人の場合，高エネルギー外傷であるため開放性骨折の頻度も高い．前腕骨骨幹部骨折は，わずかな転位の残存が前腕の回旋制限につながる可能性が高く，より解剖学的整復が必要であり，観血療法の適応となるものが多いが，開放性骨折では感染予防の観点から，より早期に適切な対応が必要である．

f. 中手骨骨幹部骨折

　手指部，とくに，手掌側では皮膚が丈夫で厚く，転倒や突き指などで開放損傷となるものは少なく，開放性骨折はプレス機械による圧迫，ローラーに巻き込まれる，電動の丸鋸による切断などの重篤な損傷に伴うものが多い．中手骨骨幹部骨折には背側からの直達外力によるものと，握り拳で強打するなどの介達外力で起こるものとがある．直達外力では横骨折になるものが多く，介達外力では斜骨折または螺旋状骨折になるものが多い．背側からの直達外力の骨折では原因になった外力で被覆軟部組織が損傷され開放性骨折になるものがある．介達外力の骨折でも背側の被覆軟部組織が薄いため，骨折端が背側に突出し開放性骨折になるものもあるが少ない．

g. 指骨骨折

　指骨の開放性骨折も重篤な損傷に伴うものが多く，指の切断にいたる場合も少なくない．一般にみられる打撲や突き指などで開放性骨折が起こることは少ない．しかし，直達性の外力が比較的大きい場合や介達外力による骨折でも大きな転位がみられる場合には，開放性骨折になる可能性を否定できない．

h. 膝蓋骨骨折

　膝蓋骨骨折は膝前面への直達外力，あるいは非常にまれではあるが大腿四頭筋が収縮して完全に伸展している膝が，突然屈曲されるときの介達外力によって発生する．骨折型は横骨折，粉砕骨折，垂直（縦）骨折の3類型に大別し，横骨折のなかに上極，下極骨折が含まれ，関節面側の骨軟骨骨折もみられる．開放性骨折のほとんどは直達外力によるもので，バイク走行時の転倒や自動車を運転中のダッシュボード損傷など交通事故での膝部強打によるものが多い．

i. 下腿骨幹部骨折

　下腿骨幹部に相当する部位は前面および内側の被覆軟部組織が薄く，骨折が交通事故，コンタクトスポーツの衝突など高エネルギー外傷で発生することが多いことと相まって開放性骨折が多くみられる．成人の骨折では脛骨および腓骨の両骨骨折が多く，直達外力では両骨が同高位で骨折する横骨折が多くみられ，介達外力では骨折高位の異なる斜骨折あるいは螺旋状骨折が多くみられる．

　直達外力での開放創は受傷外力による軟部組織損傷が原因となり，介達外力では鋭く尖った骨折端が被覆軟部組織を突き破ることが原因となり生じる．広範な開放創では骨が露出するなど開放性骨折は明らかであるが，骨折部周辺の小孔からの出血では出血が骨髄性のものかどうかを慎重に判断する必要がある．

j. 下腿果部骨折

　下腿内外果骨折は足関節の内転あるいは外転の外力により発生するものが多い．この損傷で高エネルギーによるものには脱臼を伴う骨折があり，足部が内側または外側に大きく転位する場合がみられる．足関節周辺は被覆軟部組織が薄く，とくに内外側では軟部組織の伸張性も乏しく，これらの損傷で開放創を生じるものがある．

　大きな開放創があり関節および骨折骨が露出したものでは，開放性脱臼骨折は明らかであるが，近位骨片の遠位端により足関節内外側に生じた小孔からの出血では，小孔が開放創かどうかを慎重に判断しなければならない．

k. 中足骨骨幹部骨折

　外傷による中足骨骨幹部骨折は，足背部への重量物の落下や車輪の轢過で発生するものが多い．中足部の足底側では皮膚が厚く丈夫で比較的脂肪組織も豊富であり，一般に，この部の開放性骨折は足背側からの強大な直達外力によって発生する．

l. 趾骨骨折

　外傷による趾骨骨折は裸足で躓き趾先から外力が加わったり，机の脚に引っかけたりして発生するのが一般である．この発生機序で開放性骨折になることは少ないが，趾部への重量物の落下などの直達外力による骨折では，開放性骨折になるものがみられる．

2　骨折部付近の創傷

　骨折と同時に骨折部付近に創を生じることがある．分類上，この損傷は非開放性骨折となるが創自体が柔道整復術の適応でない．創に対する適切な初期処置が必要で，創の処置後に骨折の治療がなされるべきである．創傷部が骨折部と交通しているかどうかは，出血の状態を観察することで判断できる．出血血液に脂肪滴が浮遊していない場合，創の大きさに比較して出血量が少ない場合などは交通がない可能性が高い．しかし，拍動性に出血している場合には，ある程度太い動脈が損傷されている可能性が高く注意が必要である．

C 脱　臼

1 開放性脱臼

　一般に，介達外力による脱臼に開放性脱臼は少ない．しかし，強大な直達外力による脱臼や被覆軟部組織の薄い部位での脱臼では，同時に軟部組織の裂傷が生じ開放性脱臼になるものがある．

a. 中手指節間（MP）関節脱臼

　MP関節脱臼は指先方向あるいは掌側からの外力で，MP関節が過伸展されて起こる背側脱臼がほとんどである．とくに，高度に過伸展されたものでは，掌側に開放創を生じ開放性脱臼になるものがある．手掌側の皮膚は丈夫であるが移動性に乏しく，強く伸展されたものでは裂傷が生じ関節頭が創外に露出する場合がある．

b. 指節間関節脱臼

　軍手をしたままで回転工具を使う作業で巻き込まれる，回転している脱水機に巻き込まれるなどのほか，受傷時の外力が大きく，脱臼骨頭の転位が大きい場合などで開放性脱臼が起こる．脱臼骨頭が創外に露出するものから関節部は皮下にあり裂創部が関節腔と交通しているだけのものまである．

c. 中足趾節間（MTP）関節脱臼

　母趾に過伸展が強制され起こる第1MTP関節の背側脱臼は，柔道，サッカー，バスケットボールなど様々なスポーツで発生する．背側脱臼のうち柔道で母趾が畳の隙間に挟み込まれるなど，とくに高度に背屈が強制されたものでは，足底側に開放創を生じ開放性脱臼になるものがある．足底側は比較的厚い軟部組織で覆われているが，皮膚の移動性が少ないために起こると考えられる．

d. 趾節間関節脱臼

　一般に，外傷による趾節間関節脱臼は裸足で躓き趾先から外力が加わる，机の脚に引っかけるなど趾骨骨折と同様な発生機序で起こる．この機序で開放性脱臼になることは少ないが，加わった外力が大きく脱臼関節部の変形が大きい場合には，開放性脱臼になる可能性がある．

2 脱臼関節付近の創傷

　介達外力で発生した脱臼で開放性脱臼にならない場合には，脱臼関節付近に創が発生することはない．しかし，直達外力で起こった脱臼では加わった外力により脱臼関節付近に創傷を伴うことがある．脱臼骨頭が露出している場合を除き，創が脱臼の開放創か否かの判定は困難であるが，創自体が柔道整復術の適応でない．創に対する適切な初期処置が必要で，感染予防の処置後に脱臼の治療がなされるべきである．

D ● 軟部組織損傷

1 皮膚損傷

a. 外出血を伴う皮膚損傷の分類

1）鈍的外力による損傷

　ⓐ擦過傷

　一部，表皮が剝離して真皮が露出しているが，皮下組織は露出していないものをいう．一般に「すり傷」と呼ばれている．

　ⓑ挫　創

　鈍的外力で圧挫され，皮膚は真皮まで損傷されて皮下組織が露出した開放性損傷をいう．創周辺の組織の挫滅が高度で感染の危険性が高い．

　ⓒ裂　創

　鈍的外力で皮膚と皮下組織が限界を越えて伸展され，皮膚が真皮層まで引き裂かれて創が生じたもの．皮下組織が露出して開放性損傷になる．

　ⓓ皮膚剝脱創

　四肢にみられる損傷で，機械のローラーに巻き込まれる，車輪に轢過されるなどで患部に圧迫力，牽引力，剪断力などが働き，皮下組織と筋膜とが剝がれ皮膚が剝離され生じたもの．皮下組織が外気に曝露されるので開放性損傷である．

> **MEMO**
> 挫傷の発生機序は挫創と同様であるが，皮膚に開放創がなく皮下軟部組織のみの損傷である．打撲で発生する損傷は打撲傷といわれ，単に打撲という場合もある．

2）鋭的外力による損傷

　ⓐ切　創

　ナイフなどの鋭利な刃物やガラス片などで切断され発生する皮膚の損傷で，皮下組織が露出した開放性損傷をいう．傷口は鋭く切断されていて，周囲組織の挫滅は少ない．創が浅い場合，刃物などが鋭利であるほど皮膚接合用テープなどで癒着する可能性が高い．

　ⓑ刺　創

　針，釘，包丁の先端など尖ったものが突き刺さり発生した皮膚の損傷で，創の大きさにかかわらず皮下組織は外気と交通するので開放性損傷である．

　ⓒ割　創

　斧や鉈など，ナイフなどに比べ比較的鈍く重い刃物で切断され発生し，皮下組織が露出した損傷である．皮膚直下に骨が存在する頭部，胸部，下腿前面などで起こりやすい．切創に比べ周囲組織の挫滅の程度は高度になる．

　ⓓ杙創（刺杭創）

　高所から転落するなど強い外力で，杭や鉄筋など棒状で先端が太く鈍いものが体に突き刺さっ

て発生した損傷である．刺入で深部臓器の損傷が起こったものは生命にかかわることが多い．

b. 創感染の予防

　感染は感染源と創とで成立し，一般に，起炎菌は皮膚の常在菌で，創部の壊死組織で増殖する．創感染の予防は起炎菌の除去または壊死組織の除去であるが，消毒では皮膚常在菌のすべてを除去できず，菌の創面侵入は普遍的現象であり，皮膚が損傷を受ければ防ぐことは，ほぼ不可能である．このことから，感染創では細菌を除去できたとしても壊死組織を放置すれば容易に再発する．

　現在では創傷治療で消毒は有効でなく，逆に創治癒を妨げる原因となると考えられている．消毒液は細菌を死滅させるが，すべての細菌は殺しきれずに，同時に人の細胞も傷つけて新たな壊死組織を作り出すことになるからである．

② 開放性筋損傷

　開放性の筋損傷には鋭的外力による皮膚損傷に伴う場合と，鈍的外力による皮膚損傷に伴う場合とがある．切創や刺創に伴う損傷では筋組織の挫滅が少なく，挫創や皮膚剝脱創に伴う損傷では筋組織の挫滅が高度になる．いずれの場合も血管損傷は必発で，鮮赤色の血液が拍動性に出る場合は，動脈損傷を伴い大量出血につながる．

7 病的骨折および脱臼

　正常な骨では，到底骨折しない程度の軽微な1回の外力や外力なしに骨折が発生することがあり，骨が正常な強度をもっていないことが大きな原因と考えられる．骨強度を低下させる代表的な原因として原発性骨腫瘍，転移性の骨がん，化膿性骨髄炎などがある．骨粗鬆症を原因とする骨折も比較的軽微な外力で起こるが，疾病に伴う骨粗鬆症を除いた，加齢に伴う骨粗鬆症を誘因とする大腿骨頸部骨折などを病的骨折とするかどうかは議論が残る．

　正常な関節であれば脱臼しない程度の外力や外力なしに脱臼が発生することがある．関節自体，関節包，靱帯，筋などが病的状態にあることが原因で発生するもので，麻痺性脱臼，拡張性脱臼，破壊性脱臼などに分類される．麻痺性脱臼は神経麻痺を原因とする関節包，靱帯，筋などの弛緩により脱臼するものである．拡張性脱臼は細菌感染などにより関節内液が増加し，関節包が拡張され弛緩して脱臼するものである．破壊性脱臼は疾病に伴い関節を構成する骨や軟骨に変形が起こり，外れやすい状態が形成されて脱臼するものである．

　いずれの場合も，外傷性骨折や外傷性脱臼と異なり，軽微な外力や外力なしに発生することが特徴であり，これらの峻別には受傷原因の詳細な聴取がもっとも重要である．

A 病的骨折および脱臼が疑われる場合の判断と対応

　病的な骨折や脱臼では，骨折や脱臼の治療と平行して原因となる疾患の治療が必要になる．とくに，転移性骨がんによる骨折や細菌感染に伴う拡張性脱臼などでは，原因疾患の治療が行われないと生命に関する予後が不良になる場合がある．

　柔道整復師は臨床所見から骨折や脱臼が疑われるもので，損傷の発生を十分に説明できる外傷の既往がないものは，診察の過程で病的骨折や病的脱臼を考慮しなければならない．また，明確な原因を示せない患者には既往症に関する聴取を丹念に行い，既往症のなかに病的骨折や病的脱臼発生の誘因になるものが含まれていないかどうかを的確に判断がすることが，原因疾患を見落とさないために重要である．そのうえで病的骨折や病的脱臼が疑われる場合には，適切な医療機関での診療を勧める．

B 病的骨折

　一般に，病的骨折の臨床症状は外傷性骨折とほとんど変わらず，臨床症状だけから病的骨折であることを判断するのは困難である．病的骨折後の治療も外傷性骨折の治療と大きく異なるものではないが，病的骨折では原因疾患の治療を併せて行う必要がある．

1 骨嚢腫による骨折

　骨髄部が空洞状になり血清様の液体が貯留したもので，空洞の壁は薄い膜で覆われている．貯留液が徐々に増加すると骨皮質は圧迫され菲薄化し，ときに疼痛がみられ，高度なものでは軽微な外力で骨折を起こす．上腕骨や大腿骨での頻度が高く，患者の多くは20歳以下である．転倒を防ごうとして支えただけなどの軽微な原因で骨折を起こしたことによって，骨嚢腫の存在に気づく場合もある．骨折の癒合経過中に骨嚢腫が消失するケースもみられる．

2 がんの骨転移による骨折

　骨転移の頻度の高いものに骨髄腫，前立腺がん，乳がん，腎がん，肺がんなどがあり，まれに，骨転移でがんが発見されることもある．骨転移による骨折や脊椎に転移し脊髄症状がある場合などは，緊急手術が必要になるものがある．一般に，骨転移部骨折の治療は原発巣の治療と平行して行う．

C 病的脱臼

　病的骨折の場合と異なり，病的脱臼では脱臼関節部の変形を除く典型的な脱臼症状があまり強くみられず，原因となった疾病による症状のほうが強く表れるものがある．

1 麻痺性脱臼

　神経麻痺を原因とする筋の機能不全と萎縮や関節包・靱帯の弛緩が脱臼の原因になる．脳卒中を原因とする肩関節の麻痺性脱臼では，肩腱板を構成する筋の筋力が上肢の重量に耐えられないことが主な原因になり，上腕骨頭が下方に引かれ亜脱臼状態にいたるものが多い．関節の外観では筋萎縮がみられ，可動域制限は弾発性固定によるものよりも，麻痺による運動制限が主なものである．亜脱臼状態にある関節を過度に動かすと関節自体の損傷が起こり，運動時痛や安静時痛を生じるようになる．治療には低負荷での筋力増強訓練，必要に応じてスリングなどで上肢を吊

ることが勧められている．

2 拡張性脱臼

　拡張性脱臼は細菌感染など関節の炎症が原因となり，関節包内に滲出液が充満して関節包が拡張され，関節包や靱帯が緩み脱臼や亜脱臼にいたる．化膿性股関節炎に伴う脱臼は小児にみられ，主な症状は患部の強い痛み，熱感などで全身性の発熱を伴う．

3 破壊性脱臼

　関節リウマチの伴う指関節の脱臼が代表的なものである．脱臼に先行して関節リウマチの症状があり，進行したものでは軟骨や骨の破壊が進み，関節の脱臼や変形へとつながる．

8 意識障害を伴う損傷

　意識障害 disturbance of consciousness は物事を正しく理解できない，外界からの刺激に適切な反応が起こらない状態である．意識障害の定性的な尺度には昏睡，昏迷，意識混濁，傾眠という尺度があり，定量的な尺度には Japan Coma Scale（JCS）（**表 8・1**）や Glasgow Coma Scale（GCS）がある．わが国では外傷など意図されない意識障害に対して一般的に「清明度」を指標として評価する JCS が用いられている．

　意識障害は様々な原因で発生するが，外傷による意識障害の主要な原因として頭部外傷がある．頭部外傷には頭皮外傷，頭蓋骨骨折，脳振盪，脳挫傷，脳裂傷，頭蓋内血腫，びまん性軸索損傷（脳全体の神経細胞が損傷した状態）などがある．頭蓋骨骨折がない場合でも脳にダメージを受けることがあり，しばしば見かけより深刻な脳損傷がみられる．一方，大きな外傷でも脳損傷がない場合がある．

A 頭部外傷の症状

1 軽度な頭部外傷

　通常，頭皮下に血腫がみられる．また，頭皮に裂傷があると大量に出血するので実際以上に深刻にみえる．頭痛，めまい，ふらつきなどの症状がよくみられ，人によっては軽い錯乱や吐き気が生じる．小児では多くに嘔吐がみられ，幼児は単に不機嫌になるだけのこともある．

　脳振盪は精神機能の一時的な変化をいい，通常 CT，MRI などの画像上では異常な所見を認めない．多くは，短時間（通常 2 ～ 3 分間以下）の意識消失を伴い，場合によって錯乱や健忘症がみ

表 8・1　Japan Coma Scale（JCS）3-3-9 度方式

Ⅰ （刺激しないでも覚醒している状態）	Ⅱ （刺激すると覚醒している状態）	Ⅲ （刺激をしても覚醒しない状態）
0：清明		
1：意識清明とはいえない	10：普通の呼びかけで容易に開眼する	100：痛み刺激に対し，払いのけるような動作をする
2：見当識障害がある	20：大きな声または体を揺さぶることで開眼する	200：痛み刺激で少し手足を動かしたり，顔をしかめる
3：自分の名前，生年月日が言えない	30：痛み刺激を加えつつ呼びかけを繰り返すとかろうじて開眼する	300：痛み刺激にまったく反応しない

られる．脳振盪が発生した後しばらくの間，頭痛やめまい，疲労，記憶力の低下，集中力の低下，睡眠障害，思考障害，イライラ，うつ状態，不安などを残すものを脳振盪後症候群という．

2　重度な頭部外傷

軽度な頭部外傷と同様な症状がみられ，頭痛など一部は重くなる．頭部に衝撃を受けた瞬間に一時的な意識消失が起こることが多く，意識消失が継続する時間は人によって異なり，数秒後に回復することもあれば，数時間から数日にわたって続くこともある．意識回復後に眠気，錯乱，落ちつきがない，興奮するなどがみられる症例が多い．嘔吐や痙攣発作があるか，その両方が起こる場合もあり，平衡感覚や協調運動が障害されるものもある．脳の損傷領域に応じて思考能力，感情の調節，運動，感覚，言語，視力，聴力，記憶などが障害され，症例によっては生涯残存する．頭蓋底骨折では脳脊髄液や血液が鼻や耳から流出することがある．

脳は損傷されると出血や浮腫が生じ，脳の容積が増大しても頭蓋腔の容積は変わらないため，脳圧が徐々に亢進する．症状は脳圧の亢進にしたがって悪化し，新たな症状も現れる．脳圧亢進の初期症状は頭痛の悪化，思考障害，意識レベルの低下，嘔吐などである．その後，刺激への反応が失われ，瞳孔が散大する．通常，受傷後1〜2日以内に脳が下方に押し下げられ，テント切痕から脳組織が突出する．これが脳ヘルニアで脳幹が過剰に圧迫され，心臓の拍動や呼吸などをコントロールしている生命維持機能の中枢が障害され，昏睡状態に陥り，死にいたる場合もある．

B　意識障害がみられる場合の判断と対応

脳損傷の疑われる患者でJCSの2桁あるいは3桁に該当する患者，すなわち，「刺激すると覚醒している状態」の患者あるいは「刺激をしても覚醒しない状態」の患者は救急救命センター，少なくとも脳神経外科へただちに搬送する必要がある．柔道整復師であれば，このような状態の患者を柔道整復術の適応であると判断することはない．柔道整復師が適応を適切に判断する必要があるケースはJCSの1桁，すなわち「刺激しないでも覚醒している状態」にある患者で，これらの患者の脳損傷を軽視してはならない．

1　脳振盪

脳振盪は直接的な頭部への打撃などで，脳が大きく振盪されて起こり，一時的な脳の機能障害がみられる．症状は意識消失，記憶喪失，頭痛，めまい，ふらつき，嘔吐，反応の鈍化，集中力の低下，二重視，物がぼやけて見える，物がかすんで見える，混乱して取り乱す，痙攣，光や音に敏感になる，イライラする，悲しい感情，不安感などが代表的である．

中等度以上の場合では意識が回復したとしても脳のダメージが大きい可能性があり，速やかに

表 8・2 脳振盪の重傷度の分類

軽　度	一過性の意識混濁がみられるが，記憶は正常であることが多い．
中等度	2分以内の失神があり，記憶障害，持続する頭痛，吐き気を伴うものがある．
高　度	2分以上の失神があり，記憶障害，持続する頭痛，吐き気を伴うものがある．

医療機関を受診することが望ましい．

　一般的に後遺症は残さないといわれているが，ときに脳振盪後症候群を後遺することがある．また，軽度の脳振盪後に頭痛やめまいが残存する状態で2回目の打撃や衝撃が加わると，脳への重大なダメージを受けセカンドインパクト症候群といわれる致命的な損傷を起こす場合がある．セカンドインパクト症候群の回避には，頭痛やめまいが完全に消失するまで1～2週間（競技によって考え方が異なる）の安静が必要とされている．

　脳振盪の重傷度の分類を**表 8・2**に示す．

② 軽度の意識障害

　脳損傷が疑われる場合でJCS Iに該当する「刺激なしで覚醒状態にある」患者は，状態の観察，会話，いくつかの質問などで意識障害の状態を評価する．JCSのI-0は意識清明であり「周囲と自己を正しく認識している状態」で，自身と周囲を取り囲む世界について，ほかの大多数の人間と共通の認識をもつことができる．I-1は「だいたい意識清明だが，今ひとつはっきりしない状態」であり，いつもと比べてボーっとしている状態や会話は成立しているが会話の全体像について違和感（不適切さや非流暢さ）を覚えるような場合である．I-2の「見当識障害がある」は，自分自身が置かれている状況を理解する能力（見当識）が障害されている状態で，季節や日付，時間がわからない「時間の見当識障害」，今いる場所がわからない「場所の見当識障害」，家族や周囲の人がわからない「人物の見当識障害」に分けられる．I-3は自分の名前，生年月日が言えない状態である．自分の名前や生年月日は見当識のなかでも生涯不変のもので，ある程度進行した認知症患者でもいうことができ，これが言えないことは「意識清明」からはかけ離れた状態にあるといえる．

　脳損傷を伴っている疑いがある患者でJCS I-1～3に相当する場合には，可能な限り早期に医療機関などで適切な検査や治療が行われるよう配慮しなければならない．

C　骨　折

① 脳頭蓋の骨折

　頭蓋骨骨折には脳頭蓋骨折と顔面頭蓋骨折とがあり，脳頭蓋骨折である頭蓋冠骨折と頭蓋底骨折では脳実質や脳頭蓋内の動脈および静脈が損傷を受ける可能性が高い．脳実質の損傷を受けな

い場合でも頭蓋腔内に出血があれば，周囲の空間に漏れ出た血液が脳を圧迫する．一般に頭蓋骨骨折は骨折のない頭部外傷よりも脳に与えるダメージは大きくなる．脳頭蓋骨折は必ずしも脳の損傷を伴うものではなく，しばしば損傷を免れる場合がある．しかし，頭蓋腔内の出血は免れず，経時的に脳が圧迫を受け損傷にいたる可能性を考慮しなければならない．成人の頭蓋冠骨折は陥没骨折など完全骨折になりやすく，頭蓋内合併症の頻度も高い．乳幼児などでは陥凹骨折などの不全骨折でも骨のへこみで直接脳実質が損傷される場合があるが，脳が柔らかく衝撃を緩衝しやすいので，脳損傷の症状がまったくない場合もあり，頭蓋内合併症の頻度は低い．

　頭蓋冠後部や頭蓋底の骨折では髄膜が損傷され，まれに，骨折部からの細菌侵入による感染症を起こし，脳に重大な損傷が起こることがある．また，陥没骨折では骨片が脳を圧迫して損傷することもある．脳が外界に露出すれば脳内に感染症が生じたり，膿瘍を形成したりすることがある．

2 脳損傷を伴う危険のある骨折

　頰骨骨折，下顎骨骨折，鼻骨骨折など顔面頭蓋骨折では直接脳損傷を伴うことが少ないが，受傷部位が脳に近く頭蓋内の構造から脳の血流に関与する小動静脈の断裂をきたし，非骨折性の頭蓋内合併症を起こす危険性が高い．これらの損傷による血管からの出血は経時的に脳を圧迫することになり，脳損傷にいたる可能性を考慮しなければならない．

　また，鎖骨骨折，肩甲骨骨折，直達外力による上腕骨外科頸骨折などでも，損傷部に高度な外力を受けることで発生したものや同時に頭部に打撃を受けたものでは，受傷時の外力によって脳に急激な加速と減速の力が働いている可能性が高い．これらの損傷でも非骨折性の頭蓋内合併症を起こす危険性があり，頭蓋腔内出血により経時的な脳圧迫が起こり，脳の圧迫損傷にいたる可能性を考慮しなければならない．

D ● 脱　臼

1 頭部の脱臼

　顎関節前方脱臼には両側性と片側性の脱臼があり，あくびや抜歯時の開口の強制によって発生する．これらの脱臼では頭部や顔面部に強力な外力を受けることはない．しかし，片側性の脱臼のうちには下顎部に側方からの打撃を受け発生するものがあり，脳に衝撃的な外力が働き非骨折性の頭蓋内合併症を起こす危険性を否定できず，頭蓋腔内出血に伴う脳圧迫の危険性がある．

　顔面部に打撃を受け発生した片側性顎関節前方脱臼では，脱臼のみに目を奪われることなく，一定時間の意識喪失(30分以内)，受傷前後の記憶の喪失がある場合や軽度の脳損傷を疑う症状である吐き気，嘔吐，めまい，頭痛，倦怠感，かすみ目，睡眠障害，だるさ，無気力，その他の感覚喪失などがみられる場合には，ただちに専門医への受診を促さなければならない．

② 脳損傷を伴う危険のある脱臼

　肩鎖関節脱臼や胸鎖関節脱臼は肩部に受けた打撃で発生する場合が多い．これらの受傷時に同時に頭部に打撃を受ける場合や受傷時の衝撃により，非骨折性の頭蓋内合併症が起こることがある．これらの患者では脱臼のみに目を奪われることなく，直接的な頭部への打撃の有無を確認し，ある場合はもちろんのこと，打撃を受けていない場合でも，短時間の意識消失，受傷前後の記憶の喪失，軽度な脳損傷を疑う症状があればただちに専門医への受診を促さなければならない．

E ● 軟部組織損傷

① 頭部・顔面部の打撲

　頭部や顔面部への打撃を受け皮下血腫や腫脹がみられるときには，骨折などの重篤な損傷がない場合でも，脳に急激な加速，減速の力が働き非骨折性の頭蓋内合併症が起こることがある．これらの損傷では，骨折などの所見がみられない場合に軽傷との判断から軽視しがちであるが，短時間の意識消失，受傷前後の記憶の喪失，軽度な脳損傷を疑う症状があればただちに専門医への受診を促さなければならない．

② 脳損傷を伴う危険のある頸部損傷

　追突事故や自転車走行中の転倒によるむち打ち損傷では，単に頸部の損傷を起こすばかりでなく，ヘッドレストまたはフロントガラスで頭部に打撃を受けたり，転倒に伴い直接地面などで頭部に打撃を受けたりすることが考えられる．頭部に打撃を受ければ頭蓋骨の骨折がなくても，非骨折性の頭蓋内合併症が起こる可能性は否定できず，専門医による診療が必須になる．一方，頭部に打撃を受けない場合でも，とくに交通事故によるむち打ち損傷では，衝突の衝撃的力が頭部を大きく前後に振る力になり脳に急激な加速，減速の力が働き，非骨折性の頭蓋内合併症を起こす危険性がある．

　これらの患者では頸部の所見のみにとらわれることなく，直接的な頭部への打撃の有無を確認する必要がある．頭部への打撃を受けていない場合でも，短時間の意識消失，受傷前後の記憶の喪失，軽度な脳損傷を疑う症状があればただちに専門医への受診を促さなければならない．

9 脊髄症状のある損傷

　脊髄損傷は交通事故や高所からの転落を原因として起こるケースが大半である．脊髄は損傷を受けると再生することがなく，重篤な麻痺を残すので注意が必要である．一般に，脊髄損傷は脊椎の骨折や脱臼を原因として発生するが，加齢による変形性頸椎症を基盤として軽微な外力で起こる「非骨傷性頸髄損傷」が増加する傾向にある．非骨傷性頸髄損傷では「中心性頸髄損傷」となることが多く，手のシビレ感や麻痺，物に触れることができないような激痛が慢性的に続く．高齢者では発症時期や発症機転が不明確な場合でも，詳細な検査が必要である．

　脊髄損傷では脊髄実質に損傷がみられ，損傷の程度で完全損傷と不全損傷に分ける．痛み・シビレなどのほか，四肢および体幹の運動障害，膀胱・直腸障害などがみられる（**表9・1**）．

　脊椎の骨折は，人口の高齢化に伴い骨粗鬆症など骨が脆弱化している高齢者では，尻餅をつくなど軽微な外傷を原因として，胸椎から腰椎にかけて圧迫骨折を引き起こすものがある．損傷が起こりやすい脊椎の部位は，胸腰椎移行部（第11胸椎〜第1腰椎）が50〜60％，次いで中・下位頸椎（第3〜7頸椎）が20〜30％である．

1 完全損傷（図9・1）

　損傷脊髄部の横断面全域が損傷されて脊髄上部と下部の伝導が途絶え，頸髄部の損傷では四肢の，胸髄・腰髄部の損傷では下肢の運動に完全な麻痺が起こる．多くの症例では骨折や脱臼に伴い発生する．

表9・1　脊髄損傷の症状

頸髄損傷	
上肢症状	上肢の運動障害，筋力低下，巧緻運動障害，感覚障害など 完全麻痺では，損傷された髄節以下が支配する筋を収縮できない．
下肢症状	歩行障害（完全麻痺では歩行不能），感覚障害など
膀胱・直腸障害	失禁，尿閉，便秘など
胸・腰髄損傷	
下肢症状	歩行障害（完全麻痺では歩行不能），感覚障害など
膀胱・直腸障害	失禁，尿閉，便秘など

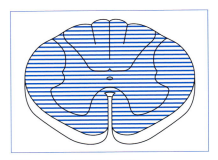

図 9・1　脊髄の完全損傷

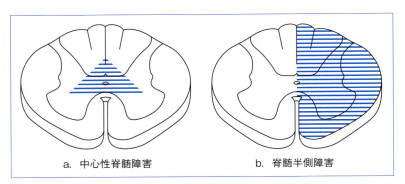

a. 中心性脊髄障害　　　　　　b. 脊髄半側障害

図 9・2　脊髄の不全損傷

2　不全損傷

損傷脊髄部の横断面の損傷部位から，中心性損傷型，半側損傷（ブラウンセカール症候群 Brown-Séquard syndrome）型，横断性損傷型に分ける．

a. 中心性損傷型（図 9・2a）

脊髄の中心部が損傷されるもので，頸髄損傷では主に上肢の運動麻痺と手の耐えられない痛みがみられる．3 タイプ中でもっとも発生頻度が高い．

b. 半側損傷型（図 9・2b）

脊髄の半側だけが損傷されるもので，損傷された側の随意運動麻痺，深部感覚麻痺，血管運動障害，反対側の温度覚麻痺，痛覚麻痺がみられる．外傷によるものではほとんど起こらない．

c. 横断性損傷型

完全損傷と同様に脊髄横断面全体が損傷されるが，四肢などの運動に不全麻痺がみられる．発生頻度は低い．

A　脊髄症状がみられる場合の判断と対応

脊髄完全損傷患者の受傷直後は，頸髄損傷では四肢の完全麻痺，胸・腰髄損傷では両下肢の完

全麻痺がみられ，頸髄損傷では頭部および頸部を体幹と一体に固定し，胸・腰髄損傷では損傷部の安静を保持し救急救命センターなどに搬送する．柔道整復師であれば，四肢または両下肢の完全麻痺がみられる患者を柔道整復術の適応であると判断することはない．柔道整復師が適応を適切に判断する必要があるケースは，高度な急性外傷に伴う脊髄損傷完全麻痺の場合ではなく，転倒などでみられる脊髄損傷不全麻痺や麻痺が徐々に出現するタイプの患者で，これらの患者の脊髄症状を見落としたり軽視したりしてはならない．

1　中心性脊(頸)髄損傷

ほとんどは脱臼や骨折のない非骨傷性損傷で，捻挫と誤診されるケースがあるので注意を要する．症状は受傷後の手のシビレ，何も触れられないほどの痛み，自発痛が特徴であり，頸椎椎間板ヘルニアなどによる手のシビレが片手に出現するのに対し両手にみられること，同時に耐えられない痛みを感じることなどが相違点である．脊髄ショック期(24〜48時間以内)から回復したものでは四肢の運動麻痺，感覚障害，膀胱機能障害がみられ，損傷髄節以下に支配されている運動機能の障害が下肢に比べて上肢が重い傾向がある．

これらの患者は脊椎・脊髄外科での診療が必要になる．

2　脊髄空洞症

20〜30歳代の発症が多いが，あらゆる年齢層にみられ性差はない．片側上肢の感覚障害や脱力での発症が多く，重苦しさ，痛み，不快なシビレ感などで発症するものもある．感覚の特徴的な障害として温痛覚障害をきたすことがあり，強くつねられても触れられている感覚だけで痛みを感じない，火傷を受けても熱さを感じないなどがある．症状は緩徐な進行性で，進行したものではシビレ，筋萎縮，手足の脱力，こわばりがみられる．症状の出現部位は空洞の存在位置と範囲により異なる．空洞が拡大すると上肢の麻痺，歩行障害，排尿・排便障害がみられ，症状は下肢よりも上肢に強い傾向がある．高度な進行例では手術の効果が低くなるので早期に発見し，早期に治療することが重要である．

これらの患者は脊椎・脊髄外科や脳神経外科での診療が必要になる．

3　脊柱管狭窄症

a. 腰部脊柱管狭窄症

腰部脊柱管狭窄症では腰痛，腰部の重苦しい感じや張る感じ，違和感，下肢のシビレや痛みを訴え，間欠性跛行がみられる．足先を上げられない，階段で躓く，スリッパが脱げやすいなど足部の機能障害を伴うものもある．進行例では歩行時に尿意を催すなどの排尿障害，便秘，会陰部の灼熱感，男性では異常勃起などがみられる．下肢の症状だけで腰痛を認めない場合もある．下肢症状が両側性であるもの，会陰部の灼熱感，男性では異常勃起がみられるものは馬尾型が疑わ

れ，下肢症状が片側性（ごく少ないが両側性の場合もある）で腰椎の伸展で症状が強くなり，屈曲で症状が軽減するものは神経根型が考えられる．とくに馬尾型は手術適応があり，早期発見，早期治療が非常に重要である．

b．頸部脊柱管狭窄症

頸部脊柱管狭窄症では頸肩部の凝りや筋緊張，上腕外側の疼痛，前腕から母指・示指の痛みやシビレ，握力低下，手の巧緻運動障害がみられる．これらの症状は急激に出現するものではなく，徐々に出現，進行し慢性化する．同様の症状は頸椎椎間板ヘルニアや頸椎症などでもみられるため，MRI像などで脊柱管狭窄の有無を確認する必要がある．進行例では歩行障害，排尿障害，排便障害などがみられる．歩行障害や手の巧緻運動障害がみられるものには手術適応があり，進行しすぎた症例では手術の効果が低くなる．

これらの患者は脊椎・脊髄外科での診療が必要になる．

B ● 骨　折

1　頸椎の骨折

頸椎の骨折は高所からの転落や交通事故などの強大な外力により発生することが多い（高エネルギー外傷）．しかし，日常生活上の活動である体育の授業や部活動で頭部や頸部を強打したり，倒れてきた物が頭部や頸部にあたったりして発生する場合もある．

頸椎骨折だけであれば重大な障害にはつながりにくいが，40～60%では頸髄損傷を伴い半永久的に四肢麻痺を残す．頸髄損傷の発生部位によっては，呼吸麻痺を起こし生命の危険を伴う．強大な外力で起こる骨折以外にも，骨粗鬆症や転移性骨腫瘍があれば，転倒した衝撃だけで骨折する場合もある．通常では骨折を起こさない程度の外力で発生するものがあり，診察にあたってはこのことを念頭に置かなければならない．

脊髄損傷を伴いやすい頸椎骨折には椎体破裂骨折，ハングマン骨折，軸椎歯突起骨折などがあり，楔状変形だけの骨折，ティアドロップ骨折，棘突起骨折などには脊髄損傷を伴いにくい．

2　胸椎・胸腰椎移行部・腰椎の骨折

胸椎骨折のうち椎体圧迫骨折で交通事故，転落事故，コンタクトスポーツによる事故など，強大な外力による高エネルギー外傷として起こるものでは，受傷者の性別，年齢，骨の強度とは関係なく骨折する可能性が高い．

一方，軽く尻餅をつくなどの転倒，咳・くしゃみなど軽微な衝撃，ときにベッドからの起き上がり動作だけで椎体圧迫骨折を起こす場合がある．これらは，骨粗鬆症，転移性の腫瘍を含めた腫瘍，くる病，骨軟化症，腎性骨異栄養症などがある場合で骨の強度が低下しているものでみられる．骨折の有無を原因外力の強弱だけでは，判断を誤る危険が伴うことを念頭に置いて診察にあたらなければならない．

この部位で起こる骨折に上部胸椎部でみられる棘突起骨折，腰椎部でみられる肋骨（横）突起など椎体以外の骨折がある．棘突起骨折は直達外力のほかゴルフスイングなどを原因とする骨折，肋骨突起骨折は直達外力のほか，腰部の急激な捻転強制に対する反射的な抵抗などを原因とする骨折がある．

脊髄損傷を伴いやすい胸椎・胸腰椎移行部の骨折には椎体破裂骨折があり，楔状変形だけの圧迫骨折，棘突起骨折，腰椎肋骨突起骨折などでは脊髄損傷を伴いにくい．

3 非骨傷性頸髄損傷

非骨傷性頸髄損傷が頸髄損傷のうちの半数以上を占め，とくに65歳以上では2/3程度を占めるといわれる．脊柱管を狭窄する原因になるような脱臼や骨折などがないにもかかわらず頸髄損傷をきたすもので，椎体前方の小剝離骨折や棘突起骨折がみられるものを含める．

中高年者での発生頻度が高く，転倒など軽微な外力で発生することが特徴で，過伸展外力での受傷が多い．大多数の症例が不全損傷の中心性損傷型で，麻痺症状の回復は骨傷を伴う頸髄損傷に比べ良好に経過する．一方，この損傷は強大な外力による過屈曲損傷では若年者でもみられる．

前方脱臼があったが単純X線像上では自然に整復されているものもあり，治療方針の決定にあたっては非骨傷性頸髄損傷からは明確に分けておかなければならない．

脱　臼

1 頸椎の脱臼

脊椎の脱臼は椎間関節で脱臼が起こり椎体の配列に異常が生じ，脊柱管に歪みが起こる．多くの場合，椎骨のいずれかの部位での骨折を伴う脱臼骨折として発生する．頸椎では椎間関節面が比較的水平に近く，単独脱臼として起こるものもある．

頸椎の脱臼骨折はC_5，C_6間およびC_6，C_7間での発生が多く，脱臼方向では前方脱臼と後方脱臼がある．前方脱臼では両側または片側の上位頸椎下関節突起が下位頸椎上関節突起の前方にロックされ，高度な脱臼では椎体がロックされるものがみられる．前方脱臼がもっとも頸髄損傷を合併しやすい．後方脱臼では椎間関節面の離開が起こり，後縦靱帯断裂や棘間靱帯，棘上靱帯など後方の靱帯断裂を伴い，椎間板の高度な断裂を伴う．後方脱臼骨折でも頸髄損傷の合併がみられる．この部での頸髄損傷では上下肢の運動麻痺および感覚麻痺，膀胱・直腸障害，体幹部の呼吸筋麻痺および感覚麻痺がみられる．

環軸関節では環椎横靱帯などの断裂に伴う単独脱臼と歯突起骨折を伴う脱臼骨折とがあり，頸髄損傷の合併は単独脱臼に多いとされている．この部での頸髄損傷は重篤な呼吸麻痺を伴い，死の転帰をとるものがみられる．

2 胸椎の脱臼

　胸椎の脱臼では関節突起や肋骨の骨折を伴う脱臼骨折が多い．高齢者で骨粗鬆症がある場合を除き，通常高エネルギー外傷で生じる．上中位胸椎での発生頻度が高く，前縦靱帯を除くすべての靱帯断裂を伴い脊柱が不安定になり，胸髄損傷を高頻度に合併する．この部での胸髄損傷は下肢の運動麻痺および感覚麻痺，膀胱・直腸障害，損傷脊髄レベル以下で体幹部の呼吸筋麻痺および感覚麻痺がみられる．

3 胸腰椎移行部の脱臼

　胸腰椎移行部の脱臼骨折は胸椎・腰椎部のなかでもっとも発生頻度が高い．デニス Denis の分類で屈曲回旋脱臼骨折，剪断型脱臼骨折，屈曲伸延脱臼骨折がみられる．この部での脊髄損傷では下肢の運動麻痺および感覚麻痺，膀胱・直腸障害がみられるが，一般に呼吸筋麻痺はみられない．

D　軟部組織損傷および疾患

1 中心性脊（頸）髄損傷

　中心性脊髄損傷は頸部での発生が多く中心性頸髄損傷がそのほとんどを占め，頸髄横断面で主に中心部の灰白質および白質の内層が損傷された病態とされる．外傷性中心性頸髄損傷は 1954 年シュナイダー Schneider により，「損傷レベル以下の上肢の機能が下肢機能に比べて不釣り合いに優位に障害されている症候群」と定義された．

　受傷の原因はラグビーやフットボールなどのコンタクトスポーツ，水泳の飛び込み，柔道，落馬などでの頸椎外傷によるものが多い．中高年者では脱臼・骨折を伴わない非骨傷性頸髄損傷として発生し，頸椎症や頸椎後縦靱帯骨化症 ossification of posterior longitudinal ligament（OPLL）などによる脊柱管狭窄が基盤にあることが多い．シュナイダーによれば，多くは頸部の過伸展強制による損傷で，非骨傷性損傷であり，その病態は頸髄不全損傷である．臨床所見の特徴は，急激な四肢麻痺がみられ，下肢より上肢に強い運動麻痺，多彩な感覚障害，膀胱・直腸の機能障害がみられる．機能障害は下肢の運動機能，膀胱・直腸の機能，上肢の運動機能の順で回復し，手指巧緻運動障害は最後まで残る．運動機能の回復では歩行機能は良好であるが手指の機能回復はあまりよくなく，感覚障害の回復順序は不明である．予後は比較的良好である．

　中心性頸髄損傷の多くで，神経症状が時間の経過により改善していくことが知られている．予後が良好になる因子は 40 歳以下，脊柱管が広い，上肢型の損傷などである．予後の悪くなる因子には高齢（70 歳以上），脊柱管の狭小化があげられていて，OPLL がみられる例は改善しにくいものが多い．

　通常，麻痺が軽度のものや脊髄圧迫がないものは保存療法の適応として安静臥床や頸椎カラー

固定が行われるが，OPLLなどの高度脊髄圧迫がある症例で麻痺が重度，あるいは麻痺の増悪が認められるものは除圧術などの観血療法が考慮される．

2　脊髄空洞症

脊髄空洞症は脊髄中に水が溜まり，脊髄に空洞ができる疾患である．4型に分類でき，キアリーChiari奇形に伴うもの，癒着性くも膜炎に伴うもの，脊髄腫瘍に伴うもの，脊髄出血後のものがある．本来の意味での脊髄空洞症はキアリー奇形に伴うものと癒着性くも膜炎に伴うものである．キアリー奇形によるものは小脳・脳幹の一部が大後頭孔を越えて脊柱管内に陥入することで起こる．癒着性くも膜炎によるものは，脊髄のくも膜下腔に炎症が起こり髄液の流れに停滞が生じて，以下の部位の脊髄に空洞が出現することで起こる．いずれのタイプも脳と脊髄を循環している脳脊髄液の流れが滞ることにより空洞ができると考えられている．脊髄の白質は脳の指令を全身に伝達する神経線維束で，脊髄に空洞が生じ圧迫されると感覚障害や運動麻痺がみられる．発症は30歳代がもっとも多い．

症状は，まず片手の痛みや温度覚の鈍麻がみられ，やがて両手の筋力低下がみられる．症状の進行は緩慢だが，進行すると手や上肢の麻痺，歩行障害，さらには膀胱・直腸障害まで出現する．症状は下肢よりも上肢に強い傾向があるが，放置例では20年以内に約半数で下肢の麻痺で車いす生活に移行する．キアリー奇形の初期症状は後頭部痛や頸部痛で半数以上に認められる．痛みは咳，くしゃみなど力んだときや活動性の増加時に増強する特徴がある．頭痛，めまい，ふらつきなどの原因を精査することで発見されるものもある．

治療法は手術により空洞を縮小させる．

3　脊柱管狭窄症

椎弓が連結して形成される脊柱管の前方には後縦靱帯，後方には黄色靱帯が走行していて，椎体間には椎間板がある．頸椎から胸腰椎移行部までには脊髄を入れ，腰椎部では馬尾を入れている．脊柱管狭窄症は脊柱管が狭くなり，中を通る脊髄などの神経が圧迫され，様々な症状が出現するものである．狭窄は脊柱管のどこにでも起こりうるが，腰部にもっとも多く，続いて頸部に発生する．これらの部分では可動性が大きく，椎骨へのストレスがかかり，変性を起こしやすいことが要因になっていると考えられる．先天的に脊柱管が狭い場合もあるが，圧倒的に多い原因は加齢に伴い弾力性を失った椎間板の髄核が脊柱管内に突出する，骨棘が形成される，靱帯が肥厚する，椎間関節が変形するなどである．変性はすでに20歳代で始まるが，進行は緩慢で症状の出現は50〜60歳代以降になる．

腰部脊柱管狭窄症では足や腰が痛い，シビレるなど腰部から下肢の症状以外には出現しないのに対し，頸部脊柱管狭窄症では手が痛い，シビレる，力が入らない，細かい手の動作がしにくいなど上肢にも症状が現れる．まれに，頸部脊柱管狭窄症で腰部脊柱管狭窄症に特徴的な間欠性跛行がみられるものもある．

治療の基本は保存療法で，頸椎カラーやコルセットなどの装具療法，温熱，牽引など理学療法を行い，消炎鎮痛薬，ビタミン剤，血流改善薬などを投与する．保存療法の効果が期待できなければ，硬膜外ブロックなどのブロック療法を行う．1～3ヵ月の保存療法で症状が改善されないものには観血療法を検討する．観血療法の適応は患者の日常生活の質への希望で，その症状が希望する日常生活を障害する場合には観血療法を勧める．とくに，頸部脊柱管狭窄症では出現した症状の進行を止めることが困難で，症状が上下肢にみられ重症化しやすく，保存療法で改善が期待できなければ，早期の観血療法が有効である．

10 呼吸運動障害を伴う損傷

　呼吸不全（肺機能不全）は，血中酸素濃度が生命に危険が及ぶほど異常に低下する，または，二酸化炭素濃度が異常に高くなる病態である．原因には，気道の閉塞，肺組織の損傷，呼吸運動に関連する筋の機能低下，呼吸運動の麻痺などがある．また，肺塞栓症のように肺への血流異常でも呼吸不全がみられ，肺への空気の出入りは正常だが，肺の一部へ血流が停滞し酸素の取り込みが不能になるものがある．

　外傷に伴う急性呼吸不全は頭部外傷，頸髄損傷，胸部外傷，腹部外傷，骨盤その他の重篤な骨折でみられる．これらは交通事故，転落事故などで単一または多発的に起こる高エネルギー外傷として起こる．頭部外傷や頸髄損傷の呼吸不全は，意識障害や中枢神経系の障害に起因する換気障害を主因としていて，腹部外傷や重篤な骨折での呼吸不全は，脂肪塞栓症候群など二次的な原因によるものと考えられる．

A ● 異常呼吸がみられる場合の判断と対応

　呼吸の異常による換気障害には，原因になっている部位によって，閉塞性の換気障害，拘束性の換気障害および呼吸中枢の障害による換気障害がある．閉塞性はアデノイド肥大・鼻腔狭小などによる上咽頭の通過障害，舌根沈下・下顎後退・小下顎症などによる中咽頭の通過障害，喉頭軟化症などによる下咽頭の通過障害，気管軟化症などによる気管部の通過障害で起こる．拘束性は胸郭異常，呼吸関連筋の異常で起こり，呼吸中枢の障害は脳幹・延髄の異常によって起こる．また，誤嚥した唾液や食物が気道にたまると誤嚥性の呼吸障害がみられる．

　異常呼吸には無呼吸，徐呼吸，頻呼吸，過呼吸などの呼吸量の異常，チェーンストークス Cheyne-Stokes 呼吸，ビオー Biot 呼吸，あえぎ呼吸（下顎呼吸）などの呼吸リズムの異常，起坐呼吸など呼吸姿勢の異常がある．陥没呼吸や肩呼吸などの努力呼吸，下顎呼吸，チェーンストークス呼吸は死期が迫っていることを意味する．努力呼吸は呼吸困難の一つの症状であり，吸気時に補助呼吸筋（胸鎖乳突筋など）を使ったり，呼気時に内肋間筋や腹筋などを使ったりして，努力的に呼吸を行うことである．

　また，**表10・1**に示すような症状や所見がみられる場合は，呼吸障害を疑う．

　呼吸が停止している患者は柔道整復術の適応ではないが，遭遇した場合には119番通報をするとともに，救急救命の初期処置 basic life support（BLS）を実施する．

　柔道整復師が業務のなかで見落としてはならないのは，外傷などを原因とする様々な異常呼吸

表 10・1　呼吸障害を疑う症状や所見

1. 安静時に連続してみられる胸式呼吸（陥没呼吸），鼻翼呼吸，下顎呼吸など
2. 頻繁にみられる頻呼吸，10秒以上の睡眠時無呼吸
3. 継続する異常な呼吸音（喘鳴，呻吟しんぎん，いびきなど）

で，呼吸障害を合併しやすい損傷では慎重に患者の呼吸状態を観察する必要がある．

胸・背部外傷に伴う肺挫傷などでは，経過とともに呼吸困難，頻呼吸，血痰，チアノーゼなどがみられる．これらには安静臥床，酸素吸入，肺理学療法などの治療が必要で，適切な医療機関に移送しなければならない．軽症の場合，自然に回復し，無症状で治癒にいたるものもある．

> **MEMO　陥没呼吸**
> 吸気時に鎖骨上部や肋骨間の陥没がみられる呼吸．喘息などの呼吸不全が原因で起こる．新生児，乳児，幼児に多くみられる．

B ● 骨　折

1　頸椎の骨折

上部頸椎（第3頸椎まで）の骨折で，脊髄損傷を伴えば横隔神経麻痺が起こり横隔膜による呼吸運動が停止する．この部の損傷では肋間筋などの呼吸筋および呼吸補助筋（**図 10・1，10・2**）にも麻痺が起こり，完全呼吸麻痺の危険性が高い．また，上部頸椎骨折で後咽頭の軟部組織に腫脹が及ぶと上部気道の閉塞をきたす．中下部頸椎骨折に伴う脊髄損傷では横隔膜の機能は保たれるが，肋間筋など呼吸筋および呼吸補助筋の麻痺で呼吸障害が起こり，咳がうまくできなくなり，痰の貯留で肺炎を起こしやすくなる．呼吸が腹式呼吸に偏っている場合にはこの損傷を疑う．

2　胸椎の骨折

胸椎の骨折でも，脊髄損傷を伴えば肋間筋などの呼吸筋および腹筋群などの呼吸補助筋の麻痺が起こり呼吸運動に障害が生じる．この部位での損傷では横隔膜の機能は保たれ，完全に呼吸機能を喪失することはなく，自ら呼吸を行うことは可能であるが，損傷レベルが高いほど麻痺する呼吸筋の範囲が広くなり障害が大きくなる．

呼吸機能に関する自律神経系の支配は，主として胸髄レベルから受けていて，脊髄の障害では副交感神経が優位になる．呼吸に関連した副交感神経優位では，気管支筋収縮，気道内粘膜からの分泌物の増加がみられ，痰の喀出力の低下に伴い，これらを原因とする肺炎や無気肺などが起こる．

3　胸部外傷

外傷に伴う呼吸障害のうち胸部外傷で起こる呼吸不全は，様々な原因によって引き起こされ

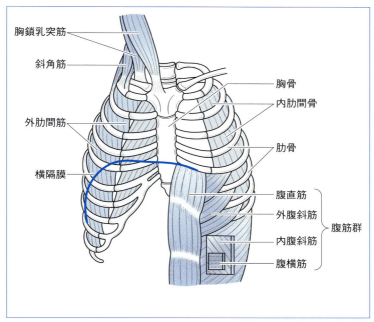

図 10・1　呼吸に関係する筋

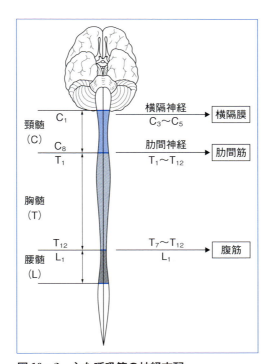

図 10・2　主な呼吸筋の神経支配

る．胸部外傷は受傷機転で鈍的外傷と鋭的外傷とに，損傷部の状態で開放性外傷と非開放性外傷とに分類し，わが国では鈍的，非開放性外傷が多い．

a. 損傷部位の分類

①胸壁損傷：打撲，切創，挫創，胸壁血管損傷など

　胸壁が大きく損傷され部分的な欠損があれば，胸腔と大気とが交通し肺虚脱をきたす．

②胸郭損傷：肋骨，胸骨，胸椎，肩甲骨，鎖骨骨折など

　多発性肋骨骨折などで胸郭の連続性が一部断たれれば，胸郭動揺（フレイル・チェスト）がみられる．

③胸腔内損傷：気管支，肺・気管支血管，胸管，胸膜の損傷，肺挫傷，肺破裂など

　気管支や血管系が損傷されると血胸，気胸，血気胸，乳び胸，外傷性皮下気腫などの症状や病態がみられる．

④縦隔内損傷：気管・気管支，食道，心臓・大血管の損傷など

　縦隔臓器が損傷されると損傷臓器により縦隔気腫・血腫，外傷性皮下気腫，心タンポナーデなどがみられる．

⑤横隔膜の損傷

　間接型損傷と直接型損傷とがあり，胸郭骨折などの合併損傷として起こる間接型が多い．

b. 呼吸不全の発生機序

1）疼痛による換気障害

　肋骨骨折などの骨性胸郭の損傷では生理的呼吸運動で疼痛増強がみられ，呼吸運動が制限される．制限された呼吸運動では十分な胸郭の拡張ができず1回換気量，分時換気量，最大呼気流量などが減少する．また効果的な深呼吸や咳ができず，喀痰や気道分泌物の喀出が困難になる．これらは喀痰貯留無気肺を形成し血中酸素分圧の低下につながり，肺炎を発症しやすくなる．

2）胸郭動揺による換気障害

　多発肋骨骨折の胸郭動揺にみられる呼吸不全の主要な原因は，胸壁コンプライアンスの低下（胸壁が膨らみにくくなる），呼吸運動制限を原因とする換気量の減少と気道内分泌物の貯留，肺実質の損傷や胸腔内異物を原因とする機能的残気量の減少，肺コンプライアンスの低下（肺が膨らみにくくなる），肺内シャントの増大などとされている．

3）肺の虚脱による換気障害

　胸腔内臓器損傷で起こる胸腔内の空気，血液，リンパ液の貯留や横隔膜ヘルニアにみられる腹腔内臓器の胸腔内陥入で肺の圧迫が起こると，換気制限，換気/血流比不均等などがみられる．また胸腔内圧上昇は静脈還流障害をきたし，心拍出量減少につながる．

4）気道損傷による換気障害

　気管や気管支損傷では支配されている肺胞の換気障害，損傷部からの漏出空気による肺の圧迫・虚脱，出血血液・分泌物による気道閉塞などで換気不全が起こり，高度な損傷の場合には死にいたる．

5）肺実質損傷によるシャント様効果

　肺の挫傷，破裂など肺実質損傷では間質の出血や浮腫，肺胞内の出血や分泌物貯留などがみら

れ，機能的残気量の低下，肺コンプライアンスの低下が起こる．さらに肺内シャント（換気されていない肺胞に血液を灌流させる）が増大し，低酸素血症が起こると考えられている．広汎な損傷の場合には死にいたる．

c. 胸骨骨折

胸骨骨折に伴う気管・気管支の損傷は呼吸障害に直結する．意識レベル，バイタルサイン，呼吸パターン，呼吸音などに異常がみられれば，何らかの障害があると考えなければならない．呼吸状態に異常があり視診でチアノーゼや上胸部の皮下出血斑がみられ，触診で胸骨部の著しい変形や握雪音を触知する場合には気道の損傷が疑われる．高度な骨折では，気道の損傷を伴わない場合でも疼痛により生理的な呼吸運動が制限される．

d. 肋骨骨折

多発肋骨骨折でみられる胸郭動揺では直接呼吸運動が障害され呼吸障害が起こる．また，肋骨骨折に伴い肺実質，肋間動脈，胸膜などの損傷があれば，胸腔内に漏れた空気や血液の貯留で気胸や血胸が起こり肺が虚脱し呼吸障害がみられる．呼吸状態に異常があり視診でチアノーゼや胸壁の動揺がみられ，触診で肋骨の著しい変形や皮下気腫を触知する場合には肺損傷の合併が疑われる．肺の損傷がないものでも肋骨骨折による疼痛が高度な場合には，生理的な呼吸運動が制限される．

C 脱　臼

1 頸椎の脱臼

環軸関節の脱臼や脱臼骨折では，転位の程度により脊髄が圧迫あるいは損傷され，脊髄損傷が起こる．脱臼骨折に比べ，単独脱臼のほうが脊髄損傷の頻度が高いといわれている．脊髄損傷では四肢の運動麻痺，感覚麻痺，膀胱・直腸障害とともに呼吸障害がみられる．この部の損傷では一般に横隔神経の障害による横隔膜運動の停止と胸部呼吸筋の麻痺が起こる．また，この部の損傷で後咽頭の軟部組織に腫脹があると上部気道が閉塞される．

中・下位の頸椎脱臼や脱臼骨折での脊髄損傷では一般に横隔神経は温存され，横隔膜の運動は保たれるが胸部の呼吸筋は麻痺し，脊髄ショック期から回復した後でも胸式呼吸が消失し腹式呼吸が主になる．

2 胸椎の脱臼

胸椎の脱臼または脱臼骨折に伴う脊髄損傷では下肢の運動麻痺，体幹および下肢の感覚麻痺，膀胱・直腸障害とともに呼吸機能の低下がみられる．肋間筋は第1～12胸髄に支配され，腹筋群は第7～12胸髄に支配されていることから，呼吸機能の低下は損傷部位が高位にあるほど高度になる．呼吸機能の低下は脊髄の上位での損傷で著明にみられる．

③ 胸鎖関節脱臼

　胸鎖関節脱臼で鎖骨胸骨端の脱臼方向には上方・前方・後方がある．このうち，後方脱臼の発生頻度はきわめて低いが，ラグビーのタックルなどの直達外力や肩鎖関節脱臼とほぼ同様の原因で発生するものがある．症状は胸鎖関節部の腫脹，疼痛，陥凹変形，肩関節運動制限などがみられ，ときに胸骨後方にある気管，食道，大血管などの損傷を合併し，重篤な障害をもたらすことがある．鎖骨胸骨端で気管が圧迫された場合には，呼吸障害を伴う．また，上方脱臼で鎖骨胸骨端の転位が大きく喉頭部まで達したものでは，圧迫による呼吸困難や発語不能となるものもある．

D　軟部組織損傷

① 胸部打撲

　交通事故，高所からの落下，身体を挟まれるなどで強大な衝撃が胸部に加わると，肺・胸壁の血管，内胸動静脈，肋間動静脈，心臓・大血管などが損傷され，気胸，血胸あるいは血気胸を起こす．小児では，肋骨が柔軟で骨折を伴わない内臓損傷もあるので注意が必要である．

　呼吸に関する障害では肺の損傷で空気が胸腔内に漏れ呼吸困難になり，血管損傷では血液が胸腔内に貯留し内圧の上昇に伴い肺が圧迫され呼吸困難になる．

　一方，胸の強打でも腹部臓器の損傷が起こりうるので，激しい胸痛や腹痛は内臓損傷を疑うサインであり，早急な対応が必要になる．

11 内臓損傷の合併が疑われる損傷

　外傷に内臓の損傷が合併する場合には，一般に，高エネルギー外傷であることが考えられる．骨折時の内臓損傷合併は骨片が臓器を圧迫や突き刺すなどの損傷が考えられ，脱臼時には脱臼骨頭による臓器圧迫が考えられる．また，腹部，腰部などに直接打撃を受けた場合には，骨による防御が得られず内臓器が衝撃を受け損傷される．小児では骨の柔軟性が高く外傷の原因になった外力を骨などが防御しきれず，臓器が損傷を受ける場合などがある．

A ● 内臓損傷が疑われる場合の判断と対応

　高エネルギー外傷に伴う内臓損傷の合併で高度な肝臓破裂や腎臓破裂などがあれば，激烈な腹痛を訴えるとともに高度な出血性ショック症状がみられる．また，骨盤骨折などに伴う腸骨動脈損傷で大量の腹腔内出血を伴う損傷でも高度なショック症状が出現し，柔道整復師が適応と判断することはない．これら重大な損傷患者への対応では，早急に救急救命センターへの搬送手配など適切に行わなければならない．

　内臓損傷の合併で柔道整復師の適切な判断が求められるのは，肝損傷や腎損傷で少量の内出血が長時間続く場合や骨盤骨折に伴う内腸骨動脈の損傷で比較的少量の内出血が継続する場合である．これらでショック症状や腹膜刺激症状がみられない場合でも内臓損傷を見落としたり軽視したりしてはならない．

1　肝損傷を疑う患者

　鈍的腹部外傷や右季肋部外傷の既往があり，肝損傷が疑われるがショック状態にない患者では，腹痛が主体になり右季肋部に限局する場合がしばしばみられ，呼吸運動で増強するものもある．左右の肩部に疼痛を認めるものもあるが，横隔膜の刺激によると考えられる．

　受傷後初期には腹部は軟らかいが時間の経過とともに腹部圧痛，腹部膨満，強直などの腹膜刺激症状が出現する．腹部内出血が増大すると腹部の波動がみられるようになり，吐き気もみられるが，それ以前に適切な対応が求められる．

　発生機序や損傷部位から肝損傷またはその合併の可能性がある場合で，上記の前段の症状が認められる患者では安易に肝損傷を否定することなく，適切な診療科での診察を促さなければならない．

2 腎損傷を疑う患者

　腎損傷は腰背部の鈍的打撲によるものがほとんどを占め，下位肋骨骨折や上位腰椎肋骨（横）突起骨折に伴うことが多いが，衝突事故など減速損傷としても発生する．

　ほとんどの腎損傷患者では一時的に外傷性のショック症状がみられる．血尿は腎損傷を強く疑う所見であり，ほかの症状では上腹部や側腹部の疼痛，腫脹，腹部広範囲の圧痛，シートベルト痕，側腹部打撲痕（皮下出血斑）がみられる．重要な所見である血尿は，肉眼的なものから潜血反応まで様々であるが，必ずしも重傷度判定の指標にはならない．腎損傷患者は腎臓の疼痛を腰痛と認識している場合が多く，損傷の既往がある場合に単なる腰痛と判断することは危険である．

　鈍的外力による腎損傷の大部分は，手術などの外科的処置を必要としないとされている．しかし，柔道整復師は発生機序，損傷部位，腎臓部周辺の局所所見から腎損傷またはその合併の可能性がある場合には，患者に血尿があるかどうかを確認する必要があり，肉眼的血尿があるものは当然のこととして，ない場合でも腎損傷を安易に否定することなく適切な診療科での診察を促さなければならない．

3 膀胱・尿道・直腸損傷を疑う患者

a. 膀胱損傷

　鈍的腹部外傷の既往や恥骨骨折患者で，膀胱損傷またはその合併の可能性がある場合，患者が恥骨上部痛，排尿不能などの症状を訴え，恥骨上部圧痛，腫脹，血尿などの所見がみられるものでは，簡単に膀胱損傷を否定せず適切な診療科での診察を促さなければならない．

　腹膜内破裂では腹腔内に尿の漏出があり腹膜刺激症状がみられる．

b. 尿道損傷

　鈍的腹部外傷の既往や恥骨骨折などの骨盤骨折患者で，尿道損傷またはその合併の可能性がある場合で，尿道口からの出血があれば尿道損傷が強く疑われる．また，排尿困難，激しい排尿時痛，血尿，会陰，陰嚢，または陰茎の皮下出血斑および浮腫がみられるものも尿道損傷の可能性があり，とくに肛門周囲に皮下出血斑がみられるものでは，後部尿道損傷の可能性がある．

　発生機序や骨盤骨折などから，尿道損傷またはその合併の可能性がある場合で，上記の症状が認められる患者では，尿道が損傷を受けていることを疑い適切な診療科での診察を促さなければならない．

c. 直腸損傷

　尻餅をつくなど殿部の直接打撃で損傷を受け，尾骨骨折があり，下血や血便がみられるものは直腸損傷の合併が疑われる．

B ● 骨　折

　肋骨や骨盤は胸部内臓器，腹部内臓器を保護する機能があり，これらの骨折では内臓損傷合併の危険がある．肋骨骨折では肺損傷の危険があり，ときに腹部内臓器の損傷を合併することもある．骨盤骨折では直腸部，泌尿器，生殖器の損傷を合併することがある．

1　肋骨骨折

　肋骨骨折にもっとも合併する頻度の高いのは肺損傷であるが，右季肋部の損傷では肝損傷を合併することがある．肝臓は腹腔内臓器のなかで損傷頻度が高い臓器である．肝臓は大量の血液が流出入する臓器のため，損傷により出血性ショックに陥りやすい．肝損傷には特異的な症状がなく，受傷機転，右側胸部から側腹部にかけての打撲痕，右上腹部の圧痛などがみられれば損傷を疑う．

　交通事故などの高エネルギー外傷時の左下部肋骨骨折や胃部の強打では，脾臓の損傷を合併することがある．脾損傷では脾臓を覆っている臓側腹膜や脾臓組織の裂傷を伴うものがあり，裂傷は自然に出血が止まるレベルから生命の危険を伴うレベルまである．脾臓の損傷では腹腔内に出血した血液の刺激で腹痛や圧痛がみられ，その痛みは胸郭直下の左側腹部に発生し，左肩に痛みを感じることもある．大量の内出血では血圧低下，動揺性歩行，視力障害，意識障害，意識消失などがみられる．

　腎臓の損傷は交通事故，転落，スポーツ活動時の衝突などの鈍的外力で発生するものが多く，背部の下部肋骨骨折では腎臓の損傷の合併を考えなければならない．一般に，鈍的外力による腎損傷は軽微であるが，重傷となる場合もある．重度の損傷を放置すると腎不全，高血圧，遅発性出血，感染などを起こす危険性がある．上腹部や側腹部の痛み，皮下出血斑，シートベルトによる側腹部の圧迫痕，血尿，下部肋骨骨折などがあれば腎損傷を疑う．損傷が重度で内出血量が多い場合には貧血が起こり，さらに重度であればショック症状がみられる．腎損傷が疑われる場合には尿を採取して血液の有無を調べる．成人で，症状が軽く肉眼的血尿や血圧低下がみられない場合は軽傷である可能性が高く，一般に自然に治癒する．小児の場合や重度の損傷が疑われる成人では，造影剤によるCT検査を行う必要がある．

2　骨盤骨折

　骨盤骨折には転倒時に尻餅をつくなどの比較的軽度の外力で発生する尾骨や坐骨の単独骨折，交通事故に代表される高エネルギー外傷で起こる骨盤環骨折，若年者のスポーツで起こる筋付着部の裂離骨折がある．これらの骨折のうち骨盤環骨折では腸骨動脈損傷を合併する危険性があり，同時に骨盤腔内にある内臓器の損傷を合併する危険性もある．腸骨動脈損傷の合併では

2,000 mL を超える内出血を伴うものがあり，急激な大量の内出血ではショック状態に陥り，ときに死の転帰をとる．腸骨動脈損傷のうち内腸骨動脈の損傷では出血が徐々で搬送時には気づかれにくい場合があり，数時間もしくは十数時間後に出血性ショックで死亡することもある．

単独骨折でも恥骨骨折では膀胱，尿道などの泌尿器系の損傷を伴いやすく，尾骨骨折では直腸損傷を合併するものがある．泌尿器系損傷では血尿，直腸損傷では血便がみられる．

鈍的外傷による膀胱損傷には破裂と挫傷（尿漏出のない膀胱壁の損傷）があり，破裂は受傷時に尿が充満していて膀胱が伸展していた場合に多く，腹膜内，腹膜外，またはその両方の可能性がある．小児においては腹膜内破裂がもっとも一般的な膀胱損傷であり，成人では恥骨骨折などの骨盤骨折に合併する腹膜外破裂が頻繁にみられる．腹膜内破裂は全例で手術的に損傷状態を検索する必要があり，同時に手術的な修復が必要である．

通常，尿道損傷は男性にみられ，大部分は鈍的外傷による．尿道の単独貫通性外傷は一般的ではない．尿道の後部，前部ともに損傷がみられ，挫傷，部分または完全破裂に分類される．通常，骨盤骨折の剪断力で後部尿道の損傷がみられ，前部尿道の損傷は会陰部のまたがり損傷が多い．

骨盤骨折のうち仙骨・尾骨骨折では，しばしば直腸損傷を伴い，後腹膜炎，骨盤腹膜炎から敗血症にいたるものがある．

C 脱　臼

胸鎖関節上方・後方脱臼における気管や食道損傷を除いて，一般に，脱臼に伴う内臓器損傷の合併は少ない．

1 股関節脱臼骨折

中心性股関節脱臼では，骨盤骨折に伴い閉鎖動脈損傷や骨盤腔内臓器を損傷する可能性がある．

D 軟部組織損傷

1 小児の胸部打撲（心臓震盪，心室細動など）

胸部に衝撃を受け心臓が停止してしまった状態を心臓震盪という．受攻期（図 11・1）に起こった心室期外収縮（R on T）による心室細動で，心電図上のT波に重なるタイミングで前胸部に加わった衝撃で発症する（Ball on T）．加わるのは必ずしも強い衝撃である必要はなく，子供が投げた野球のボールが当たる程度の衝撃で起こる．また，心臓の既往とは直接関係がない．心臓の直上付近が危険な部位で，衝撃力による心臓停止ではなく一連の心臓活動中の，あるタイミングで

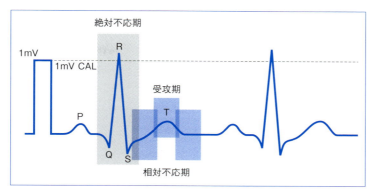

図 11・1　正常な心電図における受攻期

衝撃が加わったときに，心室細動が発生して致死的状態にいたることが原因と考えられている．

　心臓震盪は野球，ソフトボール，ホッケー，ラクロスなどの球技や空手，アメリカンフットボール，サッカーなどコンタクトスポーツで，多くは18歳以下の若いスポーツ選手に起き，心臓部にボール，バット，手，肘などがあたることで発生する．

> **MEMO　受攻期**
> 心筋の絶対不応期後の相対不応期（強い刺激には反応するようになる時期）のなかにみられる，一瞬だけ反応性が高まる時期．

2　体幹部の軟部組織損傷

　交通事故，スポーツによる外傷，高所からの転落などによる骨折を伴わない側腹部の打撲では体幹部の軟部組織損傷とともに腎臓損傷を合併するものがある．また，腹部を強く圧迫されるなどの直達外力では腹部軟部組織損傷とともに肝臓の直接圧迫による損傷がみられる．

12 高エネルギー外傷

　高所からの転落，交通事故，労働災害，スポーツなどによる高エネルギー外傷では多発外傷や多臓器損傷がみられ，基本的には救急救命センターへの搬送が必要な外傷である．また表面上は軽度にみえても，遅発性の肝損傷など重篤な損傷が隠れていることも少なくない．「外傷病院前救護ガイドライン」では，**表12・1**にあるような受傷機転であるものが高エネルギー外傷と定義され，すべて重症と判断して対応する．

　これらの外傷では，患者の救命を第一に対応しなければならず，病院での初期診療のガイドライン Japan advanced trauma evaluation and care（JATEC）では，救命のために生命危機の状態を一早く認知することを目標に，プライマリーサーベイで生理的な機能異常を速やかに発見し，必要に応じてその安定化が図られる．

　高エネルギー外傷では脊髄損傷があるものと仮定しなければならず，これらの現場に遭遇した柔道整復師が救急対応をする場合には，患者を振り向かせない方向から接近し，頸椎を正中位に保持するように頭部を固定する．続いて，頭部を固定したまま患者への呼びかけ，痛み刺激への反応から大まかに意識の程度を把握し，発語の有無によって気道の開通状態を確認する．その後，呼吸状態，循環状態を確認するとともに，必要に応じてBLSを実施し，速やかに119番通報を行う．

　柔道整復師が高エネルギー外傷に遭遇する機会が多いのは，スキー場や柔道，ラグビーの大会会場などで救護活動に参加する場合である．これらのスポーツでは高エネルギー外傷が発生しやすく，高エネルギー外傷の可能性が高い患者に遭遇したときには，骨折や脱臼のみに目を奪われることなく，緊急な生命の危機や脊髄損傷の有無を的確に判断したうえで，適切な医療機関への

表12・1　定義されている高エネルギー外傷

1. 6m以上の高さからの墜落
2. 自動車・鉄道車両にはねられた歩行者・自転車
3. 搭乗者が飛ばされた二輪車事故
4. 同乗者が即死した車両事故
5. 車外に放り出されていた車両事故
6. 搭乗空間の高度な変形があった車両事故
7. 救出に20分以上を要した車両事故
8. 横転した車両事故
9. 体幹を重圧で挟まれた外傷
10. 頸部から鼠径部までの鋭的損傷

早急な接続が求められる．この際の判断で，重症でない患者を重症と判断して高次の救急医療機関へ搬送するオーバートリアージは，避け得た死亡 preventable trauma death（PTD）を回避する観点から容認される．

A ● 高エネルギー外傷患者の判断と対応

　前述のように，高エネルギー外傷では多臓器損傷を合併していることが考えられる．また，見かけ上は軽症に思える外傷に重篤な内臓損傷が隠されている場合があり，時間の経過とともに急速に全身状態が悪化する場合も少なくない．一般に，高エネルギー外傷による多発外傷や多臓器損傷を柔道整復師が単独で施術を行うことには危険が伴う．しかし，緊急の生命危機や脊髄損傷はみられないが，非開放性の多発骨折，粉砕骨折，多発脱臼，複数脱臼などを含む多発外傷が疑われ，高所から転落するなど，受傷機転から判断して高エネルギー外傷が疑われる患者に遭遇することがある．この場合，一見，患者が元気そうにみえたとしても柔道整復師は，隠れた内臓損傷の合併などあらゆる可能性を考慮して，個々の骨折や脱臼患部への整復操作などの施術は行わず，応急的な固定など患者の苦痛を軽減するための処置にとどめ，早急に救急医療機関または救急救命センターへの搬送を手配するなど適切に対応しなければならない．

B ● 骨　折

　高エネルギー外傷で緊急の生命危機や脊髄損傷を伴わない場合であっても，骨折が発生すれば一般の外傷による骨折とは損傷形態が異なっていて，開放性骨折の頻度が高くなり，皮下損傷であっても多発骨折や粉砕骨折などがみられる．高エネルギー外傷による骨折には骨折部周辺の高度な軟部組織の損傷を伴っていることが多く，とくに動脈損傷の頻度が高くなることに注意しなければならない．動脈の断裂など末梢の血流停止がある損傷では，緊急手術が必要になることを考慮して対応する．

1 多発骨折

　高エネルギー外傷による四肢骨の損傷では，複数の部位で骨折する多発骨折がみられる．診察にあたっては1ヵ所の骨折に目を奪われることなく，丹念に全身を観察し骨折を見落とさないよう注意する．損傷は骨折ばかりとは限らず，脱臼がある可能性も意識して観察する．

2 粉砕骨折

　四肢骨の高エネルギー外傷では粉砕骨折もみられる．一般の骨折では患部を軽く握った場合，

骨の形状にしたがった抵抗感を感じるが，粉砕骨折ではこの抵抗感や形状を触知できず，グズっと崩れるような感触があることがある．この感触は一般の骨折にみられる軋轢音とは異質なものである．粉砕骨折は骨折部の安定性に乏しく，たとえ徒手整復で整復位を得られたとしても，外固定のみで整復位を保持することが困難である．

C 脱　臼

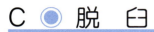

　一般の脱臼は単関節で発生する単独脱臼が多いが，高エネルギー外傷による脱臼では開放性脱臼のほか，複数の関節にわたる多発脱臼や複数脱臼がみられる．また，単なる脱臼ではなく脱臼関節付近に骨折を伴う脱臼骨折となるものもみられる．高エネルギー外傷による脱臼は周辺軟部組織の高度な損傷を伴っていることが考えられ，単に脱臼関節を整復するだけでは，治癒に導くことが困難で，これらに対する観血的な処置を必要とする場合がある．

1　多発脱臼

　多発骨折と同様に複数の関節が脱臼したもので，皮下脱臼であっても1ヵ所の脱臼に目を奪われ，ほかの関節の脱臼や骨折を見落としてはならない．

2　複数脱臼

　一本の骨の両端の関節が同時に脱臼したもので，患肢の変形状態や機能障害の状態から脱臼を判断する．

13 医用画像の理解

A ● 医用画像とは

　医用画像とは広義の臨床検査の一種で，放射性医用画像と非放射性医用画像に分類される（**表13・1**）．医用画像は，放射線の発見により大きな進歩を遂げた．

B ● 放射線の概要

1 X線の発見

　1895年にヴィルヘルム・コンラード・レントゲン Wilhelm Conrad Röntgen（独：1845 〜 1923）（**図13・1**）がヒットルフ氏管 Hittorf's tube（真空放電管）（**図13・2**）から発生する光に手を翳すと骨が透けて見えることから，透過性の強い未知の光を発見した．

　「部屋（**図13・3**）を真っ暗にして，シアン化白金バリウムを塗った厚紙を放電管に近づけると厚紙は放電のたびに明るく光る．塗布面を放電管に向けても反対側を向けても同じで，放電管から2 mの距離でも認められ，放電管と蛍光板の間に手を入れると手の影がごく薄く蛍光板に見えるうえ，手の骨の影が（**図13・4**）それより黒く見える．」　　　（1895年11月8日：X線を発見）

　X線透視が骨折などの処置に応用できると気づき，「特許」取得を勧める周囲を押し切り「私の発見は全人類のものである」と宣言したことで多くの科学者がX線を自由に研究することができるようになり，医療の分野での急速な利用に発展した．

表13・1　医用画像の分類

放射性医用画像	非放射性医用画像
X線検査，CT検査，核医学（RI：ラジオアイソトープ）（PET，SPECT）検査など	MRI，超音波検査など
放射線科医，画像診断医，診療放射線技師が撮影に携わる	左のほかに臨床検査技師も撮影に携わることがある

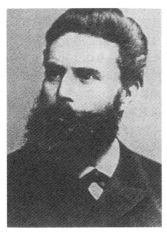

図 13・1　ヴィルヘルム・コンラード・レントゲン（独：1845～1923）

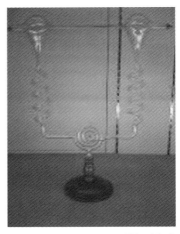

図 13・2　ヒットルフ氏管（真空放電管）

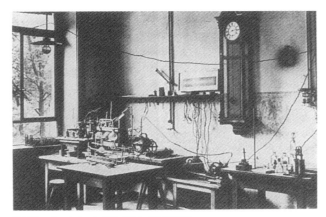

図 13・3　レントゲン博士の実験室

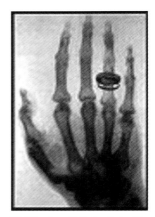

図 13・4　ベルタ夫人（レントゲン博士夫人）の手

2　X 線の特性

　骨はなぜ白く写るのか．それは骨は筋と比べ約 2 倍 X 線を透しにくいからである．X 線は組織の密度が小さいと透過しやすくなるためフィルムを感光させるが，骨のように密度が大きいと透過しないままとなる．したがって，感光した箇所は黒く，感光しない箇所は白く写る．

　X 線は組織密度の大小，つまり物質中の空間が多いほど進路が妨害されずにフィルムを感光させるが，その組織の組成元素，すなわち原子番号の大小が X 線の透過に影響する．筋の組織を構成する元素は水素・炭素・窒素・酸素（原子番号：1・6・7・8）に対し，骨はカルシウムやリン（原子番号：20・15）とかなり大きく，この差も X 線像の黒白に反映されている．また，X 線の遮蔽には鉛の薄板が使われるが，鉛の原子番号は 82 と格段に大きく，X 線の透過を阻止するの

で重要器官の防護を目的に利用されている．

C ● X線発生装置の概要

1 基本構造

　医用X線は陽極が回転する回転陽極X線管を用いて発生させる．回転陽極X線管は陰極cathodeと陽極anodeを封入した硬質ガラス製の真空管で，効率よくX線を発生させるため内部が10^{-7} mmHg程度の真空になっている（図13・5）．

　加速した高速電子をターゲットに衝突させて，X線を発生させる．陰極から発生した熱電子が陽極との間に加えられた高電圧で加速し，ターゲットに衝突すると電子の運動エネルギーの99％以上は熱となるが，残りの1％弱がX線に変換されて放射される．

2 発生するX線の種類と特徴

　放射されるX線は連続（制動・阻止・白色）X線と特性（固有・示性・蛍光）X線に分類される．

a. 連続X線

　可視光と同様に各種エネルギーを併せ持ち，ある波長範囲にわたり連続スペクトルを認める．したがって，連続X線で撮影した画像はコントラストに富み鮮明である．

b. 特性X線

　一定のエネルギーだけなので，ある波長範囲内に決まった位置の線スペクトルを認める．特性X線で撮影した画像は連続X線と比べ不鮮明になってしまう．

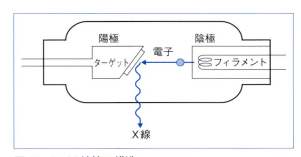

図13・5　X線管の構造

D ● 主要な部位の一般撮影法

1 骨・関節のX線像に求められる事柄

①目的部位によって決まった位置関係を示すこと:撮影肢位が統一されていること
②像のコントラストが適切で鮮鋭度がよいこと:適切な管電圧・電流量・時間で撮影されていること
③軟部組織もある程度観察できること:部位に応じて適切な条件設定が行われていること
④目的とする関節腔が観察できること:必要に応じて撮影肢位を選ぶこと
⑤2方向以上の撮影を原則とする:正面と側面に加えて必要な方向を追加する
→骨折端間はX線の透過により黒い透亮線,骨片転位による骨折片の重なりはX線の透過が妨げられるため白い領域として描出される(図13・6, 13・7).
→特に骨折・脱臼の転位の状況を正確に把握するには,統一された撮影肢位による,2方向以上の撮影が必要とされる(図13・8〜13・11).

2 体 位

①立位
②座位
③臥位

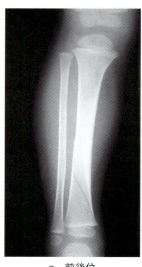
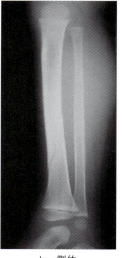

a. 前後位　　　b. 側位

図13・6　脛骨骨幹部骨折
前後位と側位の黒い透亮線を観察することで螺旋骨折の全体像が観察される.

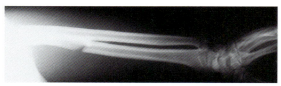

a. 斜位

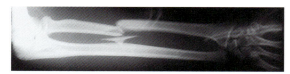

b. 前後位

図13・7　橈骨骨幹部骨折
斜位での白い領域が前後位では第3骨片で観察される.

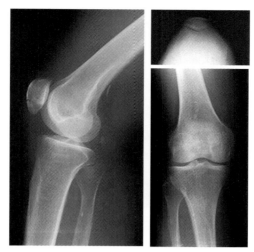

図 13・8 膝蓋骨腱膜下骨折
側位では骨折線が観察されるが正面や軸位では観察
されない.

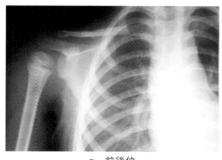
a. 前後位

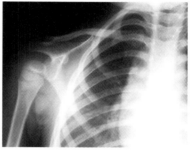
b. 半軸位

図 13・9 鎖骨骨折
前後位と半軸位を併せて観察することで, 転位状況が把握できる.

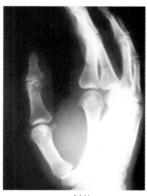
a. 斜位

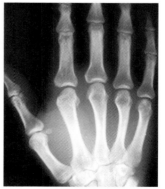
b. 前後位

図 13・10 中手骨頸部骨折
斜位に比べ前後位のほうが転位状況を観察しやすい.

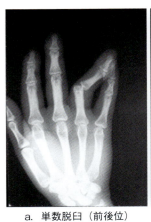
a. 単数脱臼（前後位）

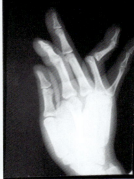
b. 単数脱臼（側位）

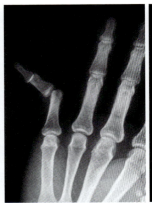
c. 複数脱臼（前後位）

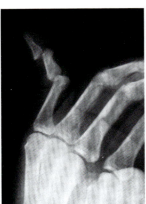
d. 複数脱臼（側位）

図 13・11　指節関節複数脱臼
前後位と側位を併せて観察することで，脱臼の状況が正確に把握できる．

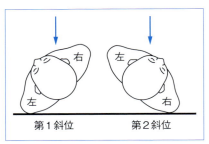

図 13・12　LPO と RPO

④斜位（図 13・12）

斜位には第1斜位と第2斜位がある．

　第1斜位（RAO：右前斜位，LPO：左後斜位）
　　→右を前にした斜位である．
　第2斜位（LAO：左前斜位，RPO：右後斜位）
　　→左を前にした斜位である．

3　撮影方向

①矢状方向
　腹背方向，前後方向 antero-posterior projection（A→P）
　背腹方向，後前方向 postero-anterior projection（P→A）
②側（前額）方向
　右→左方向と左→右方向

③斜方向

腹背第1斜方向：体の右前から左後へ斜めに貫く方向 left posterior oblique (LPO)
腹背第2斜方向：体の左前から右後へ斜めに貫く方向 right posterior oblique (RPO)
背腹第1斜方向：体の左後から右前へ斜めに貫く方向 (RAO)
背腹第2斜方向：体の右後から左前へ斜めに貫く方向 (LAO)

④軸方向

頭尾方向（上下方向）：頭側から足方へ
尾頭方向（下上方向）：足側から頭側へ

4 撮影の実際

a. 肩関節

①正面撮影（前後方向）において，検側の肩をフィルムにつけ20～25°斜位にすると，関節腔が十分に描出される（**図 13・13**）．X線中心線は烏口突起を入射点とし頭尾方向20°で入射させる．肩関節正面像において，外旋位では小結節が，内旋位では大結節がよく観察される．肩関節の正常像では肩甲骨から上腕骨へきれいなアーチを描くが，異常像ではモロニーズ・アーチ Moloney's arch と呼ばれる連続性のないアーチとして描出される（**図 13・14**）．

②肩関節軸位撮影は座位で腕を外転して（上腕の外転位），中心線を頭側から外方に向けて20°で斜入させる（**図 13・15**）．

肩関節の年齢による変化ならびに代表的疾患を供覧する（**図 13・16**）

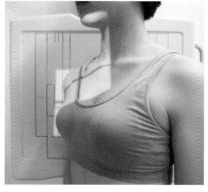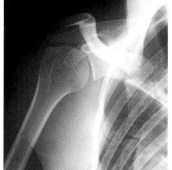

図 13・13　肩関節のX線撮影（前後位）

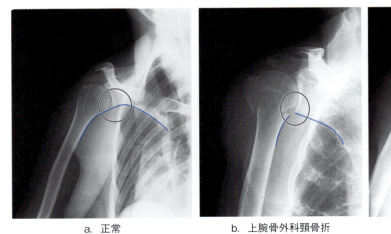

a. 正常　　　　b. 上腕骨外科頸骨折　　　　c. 変形性肩関節症

図 13・14　モロニーズ・アーチ Moloney's arch

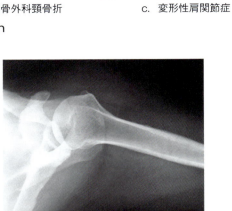

図 13・15　肩関節の X 線撮影（軸位）

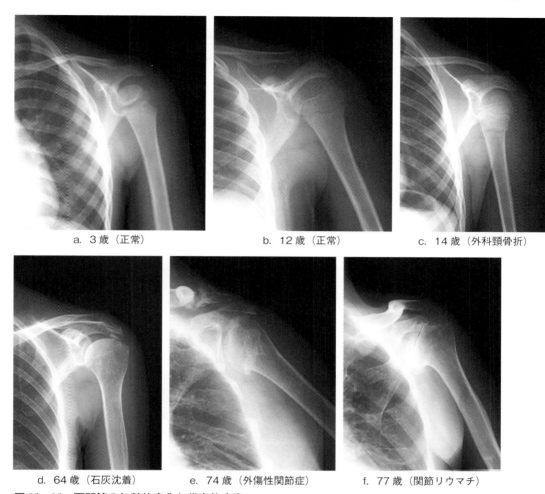

a. 3歳（正常）　　b. 12歳（正常）　　c. 14歳（外科頸骨折）

d. 64歳（石灰沈着）　　e. 74歳（外傷性関節症）　　f. 77歳（関節リウマチ）

図 13・16　肩関節の年齢的変化と代表的疾患

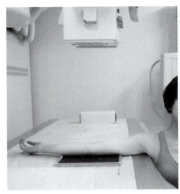 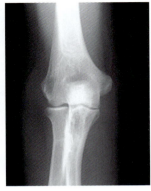

図 13・17　肘関節の X 線撮影（前後位）

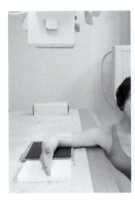 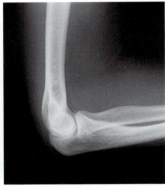

図 13・18　肘関節の X 線撮影（側位）

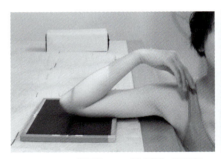 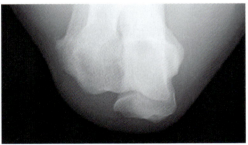 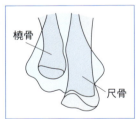

図 13・19　肘関節の X 線撮影（軸位）

b. 肘関節

①前後位撮影では，体位は座位で，上肢を水平にし，手掌を回外位（手掌面を上にする体位）で肘関節を伸展させる（**図 13・17**）．

②側位撮影では，体位は座位で，肘関節を 90°屈曲させ，前腕は手掌面を垂直にし手の位置で 3 cm 挙上させる（**図 13・18**）．

③軸位撮影では，体位は座位で，上腕を水平にし肘関節を最大屈曲する（**図 13・19**）．

肘関節の年齢による変化ならびに代表的疾患を供覧する（**図 13・20**）．

D 主要な部位の一般撮影法 93

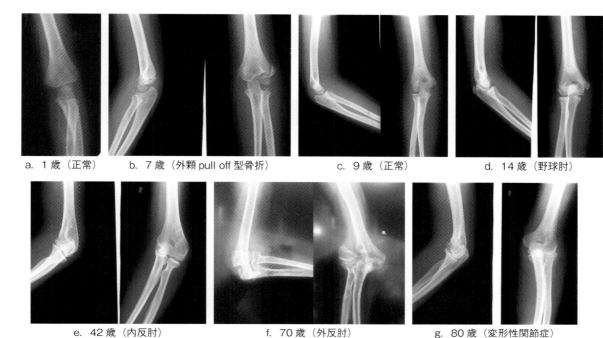

a. 1歳（正常）　　b. 7歳（外顆 pull off 型骨折）　　c. 9歳（正常）　　d. 14歳（野球肘）

e. 42歳（内反肘）　　f. 70歳（外反肘）　　g. 80歳（変形性関節症）

図 13・20　肘関節の年齢的変化と代表的疾患

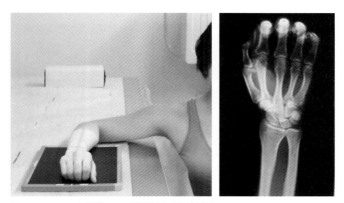

図 13・21　手関節の X 線撮影（後前位）

c. 手関節

①手関節後前位撮影では，肩・肘・手と撮影台の高さを等しくし，肘関節は 90°前腕回内位で指を軽度屈曲し，手関節を軽度背屈位とする（**図 13・21**）．

②手関節側方向撮影では，前後位と同様の肢位で手の位置で 3 cm 挙上させ，わずかに回外位とする（**図 13・22**）．

③手根管撮影では手掌をフィルムに置き手関節を背屈位として，中心線を第 3 中手骨の骨軸に一致させて約 25°で斜入する（**図 13・23**）．

手関節の年齢による変化ならびに代表的疾患を供覧する（**図 13・24**）．

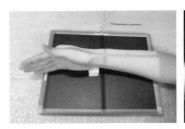
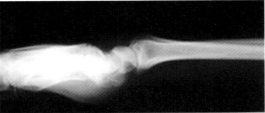

図13・22 手関節のX線撮影（側位）

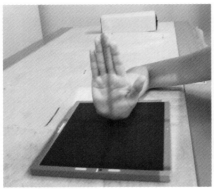
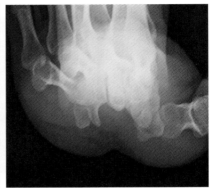

図13・23 手関節のX線撮影（手根管）

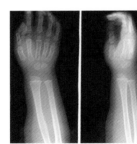
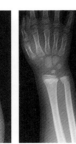
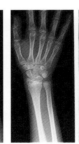
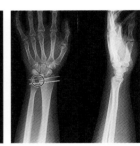

a. 4歳（正常）　　b. 8歳（橈骨遠位骨端線離開）　　c. 12歳（正常）　　d. 18歳（尺骨マイナスバリアント）

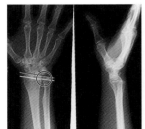
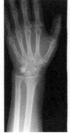
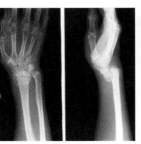

e. 44歳（尺骨プラスバリアント）　　f. 57歳（ショウファーchauffeur骨折）　　g. 70歳（スミスSmith骨折）　　h. 78歳（コーレスColles骨折）

図13・24 手関節の年齢的変化と代表的疾患

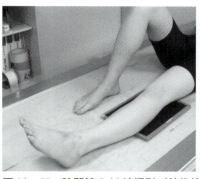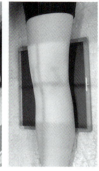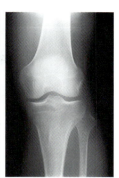

図 13・25　膝関節の X 線撮影（前後位）

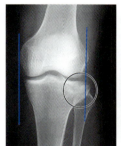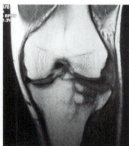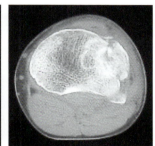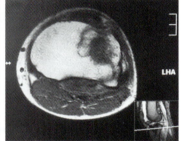

図 13・26　脛骨の顆幅の増大（プラトー骨折）

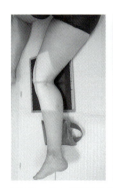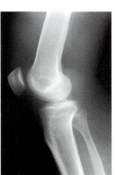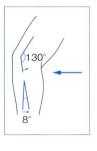

図 13・27　膝関節の X 線撮影（側位）

d．膝関節

①膝関節前後位撮影では，膝を伸展し，膝蓋骨が膝の中央に位置するように下肢をやや内旋させる（**図 13・25**）．また前後位撮影での大腿骨に対する脛骨の顆幅に 5 mm 以上の増大があれば，プラトー plateau 骨折が疑われる（**図 13・26**）．

②膝関節側位撮影では，体位は膝関節を内角 130° に曲げ，足側を約 8° 挙上させる（足側を上げて脛骨軸を 8° にする）（**図 13・27**）．

③膝蓋骨軸位（尾頭方向）撮影（**図 13・28**）

膝関節の年齢による変化ならびに代表的疾患を供覧する（**図 13・29**）．

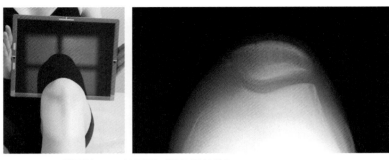

図 13・28　膝関節の X 線撮影（膝蓋骨軸位）

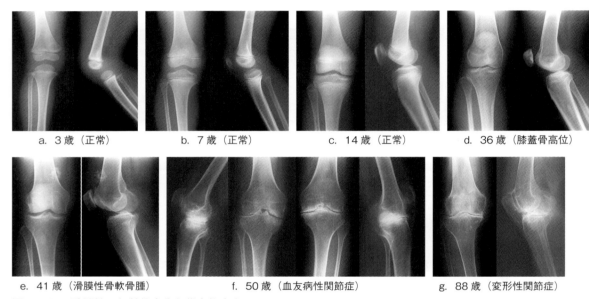

a. 3歳（正常）　　b. 7歳（正常）　　c. 14歳（正常）　　d. 36歳（膝蓋骨高位）

e. 41歳（滑膜性骨軟骨腫）　　f. 50歳（血友病性関節症）　　g. 88歳（変形性関節症）

図 13・29　膝関節の年齢的変化と代表的疾患

e. 足関節

① 足関節前後位撮影は膝を伸展して足底を垂直に立て（背屈位），足の基準線を垂直より 10°内旋させる（図 13・30）．中心 X 線は内果と外果を結ぶ線の中点とし，フィルムに対して垂直とする．

② 足関節側位撮影では，体位は側臥位で足の基準線を水平より 10°内旋させる（図 13・31）．
足関節の年齢による変化ならびに代表的疾患を供覧する（図 13・32）．

D 主要な部位の一般撮影法　97

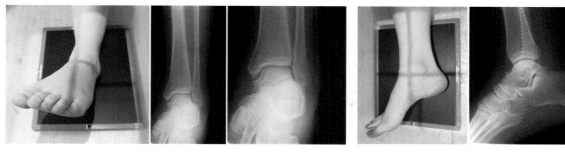

図 13・30　足関節の X 線撮影（前後位）　　　　　　図 13・31　足関節の X 線撮影（側位）

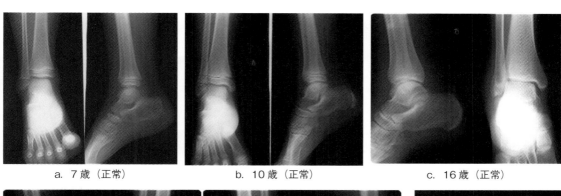

a. 7歳（正常）　　　　　　b. 10歳（正常）　　　　　　c. 16歳（正常）

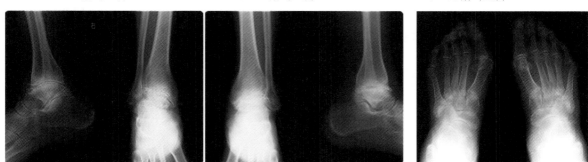

d. 50歳男性（血友病性関節症）　　　　　　　　　e. 78歳女性（開張足）

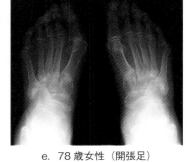

f. 外果陳旧性裂離骨折　　g. 三角骨障害

図 13・32　足関節の年齢的変化と代表的疾患

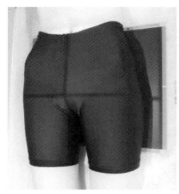
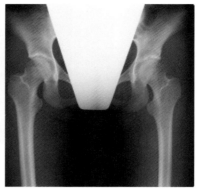

図 13・33　股関節の X 線撮影（前後位）

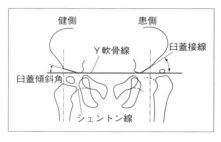
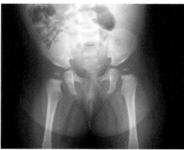
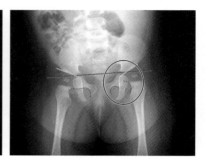

図 13・34　シェントン線による股関節の評価

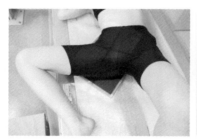
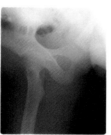

図 13・35　股関節の X 線撮影（ラウエンシュタイン法）

f. 股関節

①股関節の前後位撮影では，体位は背臥位で，骨盤部正中面を垂直にし，下肢を伸展し，軽度の内旋位（足の基準線を中間位）とする（図 13・33）．発育性股関節脱臼はシェントン Shenton 線により評価する（図 13・34）．

②ラウエンシュタイン Lauenstein 法は仰臥位で非検側を挙上した 45°斜位である（図 13・35）．股関節の年齢による変化ならびに代表的疾患を供覧する（図 13・36）．

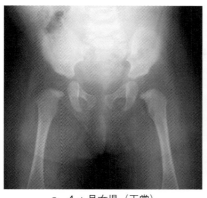
a. 4ヵ月女児（正常）

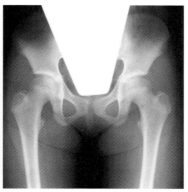
b. 11歳女子（正常）

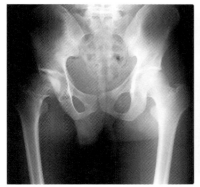
c. 22歳男性（ペルテス Perthes 病）

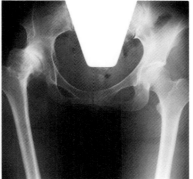
d. 33歳女性（変形性関節症）

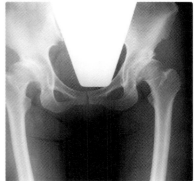
e. 46歳女性（臼蓋形成不全）

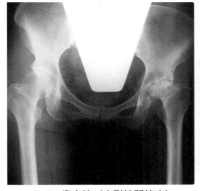
f. 54歳女性（変形性関節症）

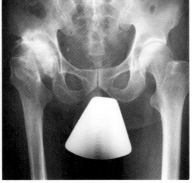
g. 74歳男性（変形性関節症）

図 13・36　股関節の年齢的変化と代表的疾患

g. 体　幹

①頸椎前後位撮影では上部頸椎（第1, 2頸椎）正面は後頭骨と下顎骨に重なるため，開口位にて撮影する（**図 13・37**）．頸椎前後位（第3〜7頸椎）の中心線は，第4頸椎の位置で尾頭方向 15°で入射する（**図 13・38**）．

②斜位方向撮影の目的は，椎間孔のもっとも狭い部分を正面像として撮影することで，頸椎左

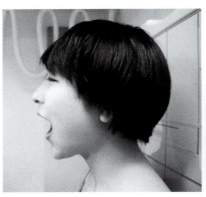 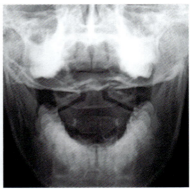

図13・37　頸椎（第1，2頸椎）のX線撮影（前後位）

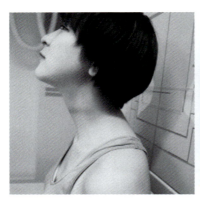 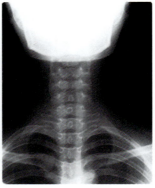

図13・38　頸椎（第3〜7頸椎）のX線撮影（前後位）

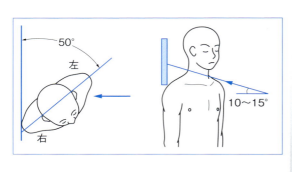 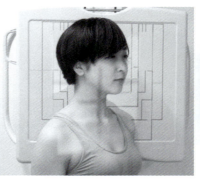 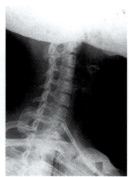

図13・39　頸椎のX線撮影
イラスト：左前斜位，写真：右前斜位．

　　前斜位撮影（LPO）では，左側の椎間孔がよく描出される（図13・39）．
　　頸椎の年齢による変化ならびに代表的疾患を供覧する（図13・40）．
　③腰椎前後位撮影は背臥位の場合，膝を立てて背部を撮影台に密着させ，中心線は第3腰椎とし，呼吸停止で行われる（図13・41）．

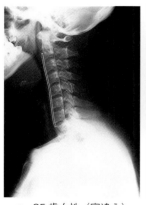
a. 25歳女性（寝違え）
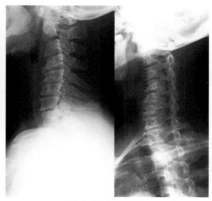
b. 50歳女性（変形性頸椎症）
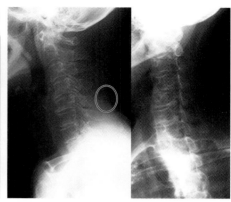
c. 74歳女性（○内はバルソニー Barsony 石灰沈着）

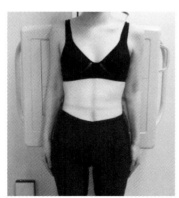
d. 74歳男性（頸椎前縦靱帯骨化症，OALL）

図13・40　頸椎の年齢的変化と代表的疾患

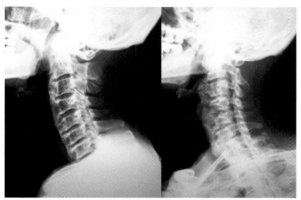

図13・41　腰椎のX線撮影（立位前後位）

④腰椎斜位撮影は臥位の場合，体位は仰臥位で，非検側をフィルム側から離し，前額面を30〜45°斜位とする（**図13・42**）．ドッグライン（スコッチテリア像）は腰椎斜位像にて椎体が描出され，腰椎斜方向写真では，椎間関節や椎弓部が描出され，脊椎分離症の診断に有効である（**図13・43**）．

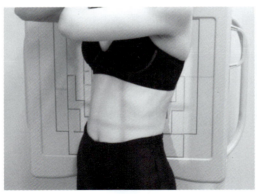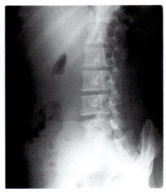

図 13・42　腰椎の X 線撮影（斜位）

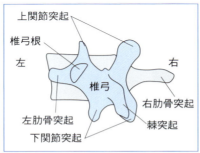

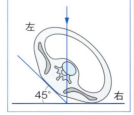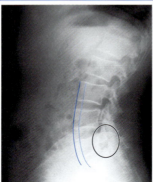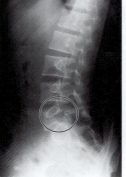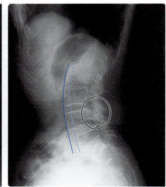

　　　　　　　　　　　　　　　a. 分離すべり症　　　　　　　b. 無分離すべり症

図 13・43　ドッグライン（スコッチテリア像）と分離すべり症・無分離すべり症

　　腰椎の年齢による変化ならびに代表的疾患を供覧する（図 13・44）．
　⑤胸部立位正面撮影は通常，立位背腹正面撮影が用いられる．立位正面撮影は前胸部をフィルム面に密着させ，肩をよく下げ，腕を内旋させ，肺野と肩甲骨の重なりを避けるようにし，吸気時にて撮影する方法である中心線は第 5～6 胸椎に入射する（図 13・45）．
　⑥腹部正面撮影では，立位は横隔膜全容と消化管ガスの鏡面像（ニボー niveau）および腹腔内遊離ガス像が対象である．消化管穿孔の疑いのときは，腹腔内遊離ガスの存在を確認するために，立位正面の撮影は横隔膜を十分に入れる必要がある．腹腔内遊離ガスの検出に有効な撮影法は，腹部立位正面撮影（図 13・46），腹部左側臥位正面撮影などである．

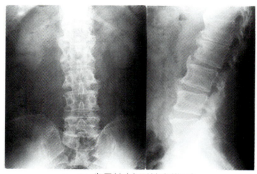
a. 61歳男性（変形性脊椎症）

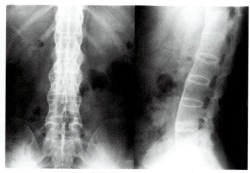
b. 65歳男性（強直性脊椎炎）

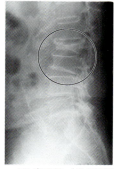
c. 76歳男性（椎体圧迫骨折）

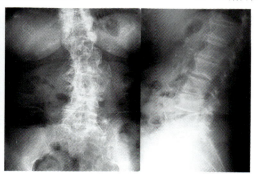
d. 81歳女性（変形性脊椎症）

図 13・44　脊椎の年齢的変化と代表的疾患

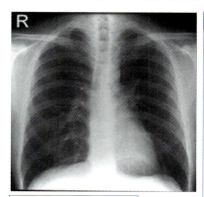

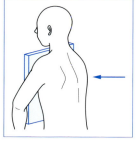

図 13・45　胸部の X 線撮影（前後位）

MEMO　胸部 X 線像の診かた
（a）左心室は左第 4 弓として描出される．
（b）上大静脈は右第 1 弓，右心房は右第 2 弓として描出される．
（c）大動脈弓は右上肺野の縦隔側にあり，気管分岐部より頭側にある．
（d）気管分岐部は第 4〜6 胸椎の高さにある．
（e）両上肺に鎖骨が重なる．
（f）胸鎖関節は PA 正面像では背面第 4 肋骨基始部に描出される．

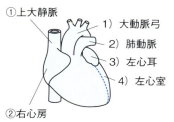

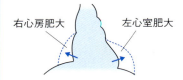

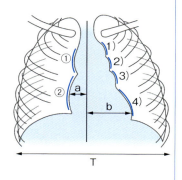

$CTR = (a+b) / T\ [\%]$
50％以上が心陰影拡大

胸部 X 線の心陰影

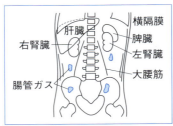
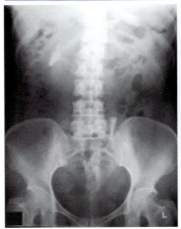
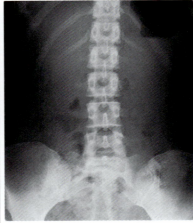
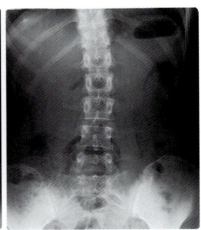

図 13・46　腹部の X 線撮影（立位前後位）

E　画像のデジタル化

1　デジタル画像システムの実際

　1895 年にレントゲン博士が最初の X 線写真の撮影を実現してから 1 世紀あまりの歳月が経過し，アナログ画像もデジタル化の潮流を受け，従来のフィルムを使用した画像診断システムからフィルムレスの時代へと移行してきた．フィルムの代わりとなる X 線のセンサーには輝尽性発光体を用いたイメージングプレート imaging plate（IP）が開発され，IP はその情報を 1 週間以上の長期にわたり保存できる（**図 13・47**）．

　IP に保存された情報は，レーザー走査により輝尽性発光を生じさせ，その発光光に比例した透過 X 線量をデジタル信号化して X 線画像を構成する（**図 13・48**）．

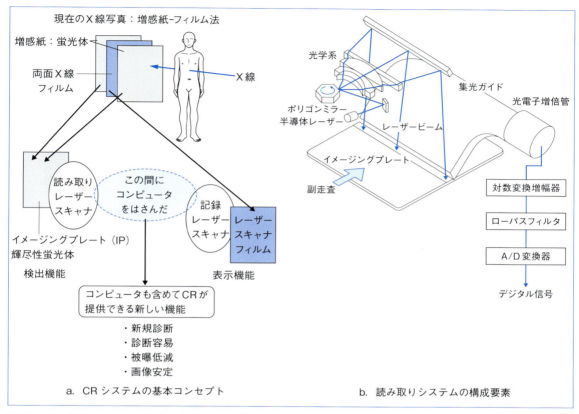

図13・47　CRシステムの基本コンセプトと読み取りシステムの構成要素

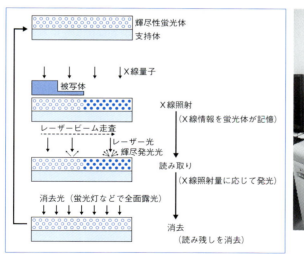
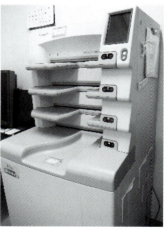

図13・48　IPの構造（左）と読み取り装置の外観（右）

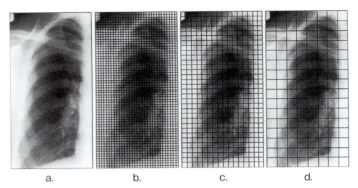

図13・49 画像の標本化
アパーチャ効果を含まない．
a：アナログ画像，b：64×64の画素配列，c：32×32の画素配列，
d：16×16の画素配列．

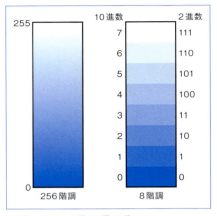

図13・50 画像の量子化

2 デジタル画像の形成

従来のX線フィルムの画像はアナログ画像であり，イメージングプレートの画像はデジタル画像となるが，アナログ画像を水彩画にたとえるならば，デジタル画像は点描画になる．点描画も細かく描写すれば，あるいは遠方より観察すると水彩画と同様にみえるようにデジタル画像は同様の原理に基づいて作成されている．アナログ画像は後述の処理をするとデジタル画像へと変換できる．この処理をA-D変換と呼ぶ．

a．A-D変換

1）標本化（サンプリング）

アナログ画像のある位置の情報を適切な間隔ごとに読み取ることを，標本化（サンプリング）と呼ぶ．アナログ画像を標本化するとその各部位は画素（ピクセル pixel）と呼ばれるマス目が整列した集合体となる．たとえば縦にM個・横にN個の画素があるとき，MN個の画素が存在することになる．点描画は画素の小さいほうがアナログ画像に近くなるが，同時に情報量も多くなるので画像処理時間やデータ保管容量的には不利となる（図13・49）．

2）量子化

標本化された画素のアナログ情報を連続的な実数値でなく，離散的な整数値で読み取ることを量子化と呼ぶ．X線フィルムに入射した光と透過した光の比（透過度）の逆数の常用対数が写真濃度となる（図13・50）．

マイクロデンシトメータから発せられる光を100としてフィルム透過後の光を10とした場合の写真濃度は $\log_{10}100/10=1$ となる．

また，入射光が100で透過光が100の場合は　$\log_{10}1=0$

入射光が100で透過光が50の場合は　$\log_{10}2 \fallingdotseq 0.3$

X線写真の一部をマイクロデンシトメータで走査（図13・51）すると，その濃度変化をグラフ化あるいは数値化することができる（図13・52）．この処理によりX線写真コントラストが得られる．

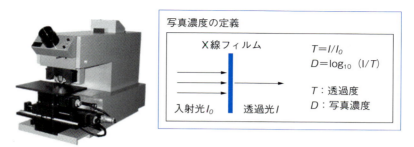

図13・51 マイクロデンシトメータと写真濃度の測定

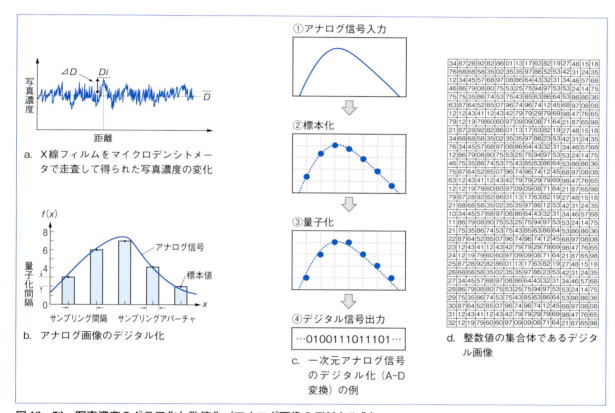

図13・52 写真濃度のグラフ化と数値化（アナログ画像のデジタル化）

3 デジタル画像の応用

　デジタル画像は診断において様々な工夫が可能となる．その一例にデジタルサブトラクションアンギオグラフィ digital subtraction angiography（DSA）があり，デジタル画像間でサブトラクション（減算処理）を行うことで必要な画像だけを取り出すことができる．

　そのメカニズムは対象とする血管を決め，造影前の画像（マスク像）を撮った後，造影剤を注入した画像（ライブ像）を撮る．ライブ像から反転したマスク像をサブトラクションすると骨を取り除いた血管のみが描出されるというものである．この技術は心臓や脳の血管，あるいは腫瘍の描

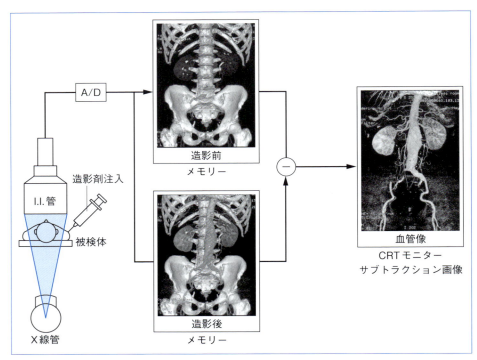

図 13・53 デジタル画像応用の一例（サブトラクション）

出などに応用されている（**図 13・53**）．

F ● X 線 CT の概要

1 CT の原理

　1972 年イギリスのハンスフィールド Hounsfield とアブローズ Abrose により発表されたのがコンピューテッドトモグラフィ computed tomography（CT）である．その原理は 1917 年にオーストラリアの数学者ラドン Radon による復元理論であり，その後 1945 年に日本の高橋信次（後の名古屋大学教授）がデータを多方面から集めて，1 つの断層像とする回転断層の理論と装置を開発したことに始まる．

　ラドン Radon の数学的に証明した定理は「二次元あるいは三次元の物体はその投影データの無限集合から一意的に再生できる」というものであり，このことは X 線や γ 線などの電離放射線を物体のあらゆる方向から照射し，放射線が物体を通過した後の投影データを観測すれば，物体内の目的物の分布を，その投影データから再生することができるとするものである（**図 13・54 〜 13・56**）．

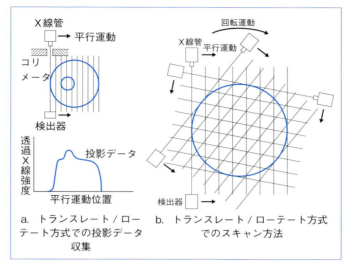

図 13・54　トランスレート/ローテート方式での投影データ収集と方法

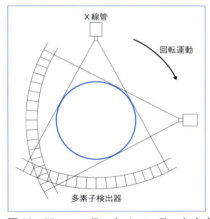

図 13・55　ローテート/ローテート方式

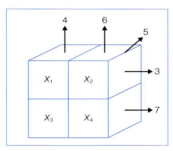

図 13・56　三次元モデルによるデータ再構築例

　たとえば，ある物体を4分割して得られた投影データを**図 13・56**のとおりとし，$X_1 \sim X_4$に当てはまる数値を求めることは比較的容易である．

$X_1 + X_2 = 3$ ————①
$X_3 + X_4 = 7$ ————②
$X_1 + X_3 = 4$ ————③
$X_2 + X_3 = 5$ ————④

④−③より

$X_2 - X_1 = 1$ ————⑤

①+⑤より

$2X_1 = 2$

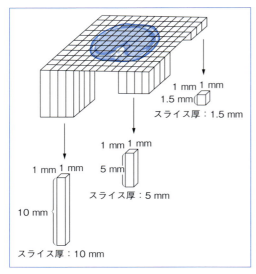

図 13・57 画素（ピクセル）とスライス厚の違いによる容積（ボクセル）の違い

$$X_1 = 1 \quad \text{──⑥}$$

⑥を①に代入

$$X_2 = 2$$

同様に

$$X_3 = 3$$

$$X_4 = 4$$

　上記の操作を，任意のスライス厚で縦に M 個・横に N 個に標本化したときの MN 個の画素投影データを画像再構成したものが CT であり，そのデータはピクセルを三次元化したボクセル voxel で表される（**図 13・57**）．

2　CT 画像の特性

a．CT 値

　画像再構成された横断像（CT 像）は，X 線吸収の相対値（CT 値：Hounsfield unit）として表される．CT 値は水の X 線吸収係数を 0 として，空気の X 線吸収係数を −1,000 としたときの各臓器の X 線吸収を相対値で表したものである（**図 13・58**）．

　表示装置によりこの値に対応する濃淡を診断目的に応じて必要とする CT 値の範囲（ウインド幅），その中央値（ウインドレベル）を任意に設定することが可能であり，CT 値の狭い範囲に集中した各臓器のコントラストを強調して表示することができる（**図 13・59**，**13・60**）．

b．パーシャルボリューム現象（部分体積効果）

　一般の X 線写真と異なり，CT 画像の一辺は 0.35 〜 1 mm 程度の厚みのあるボクセルにより成り立っている．CT ではボクセルとして検出した CT 値をピクセルで画像表示するため，スライス厚の関係で表示ピクセル内に 2 つ以上のボクセルを表示せざるを得ない場合もある．その場合

F　X線CTの概要　111

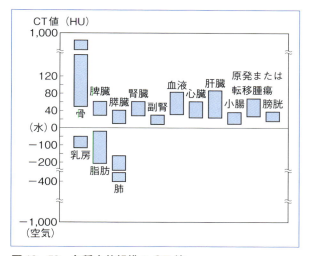

図 13・58　各種人体組織の CT 値

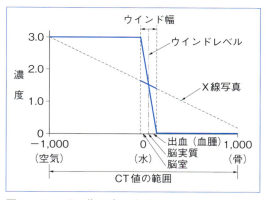

図 13・59　CT 像の表示方法

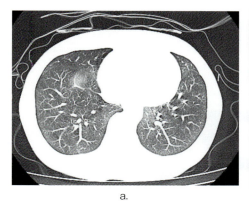
a．

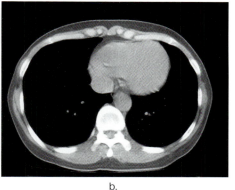
b．

図 13・60　CT 値が異なる胸部の画像
a：肺野（ウインド幅；1,500，ウインドレベル；−700）．
b：縦隔および胸骨（ウインド幅：400，ウインドレベル：70）．

の CT 値は平均値となるため，組織の状態を正確に反映できない場合がある．この現象をパーシャルボリューム現象（部分体積効果）と呼ぶ（**図 13・61**）．機種やスキャン方式によりスライス厚は決まるが，スライス厚が小さいほどノイズが増加するため，撮影部位や目的により適切な厚さを選択する必要がある．

c．ノイズ

水や空気のように均一な被写体をスキャンすると，その被写体の大きさや X 線量などの影響で CT 値にばらつきが認められる場合はノイズと呼ぶ．

d．アーチファクト

体内金属や身体の動きにより異常画像が検出されやすくなる．その異常画像を総称してアーチファクトと呼ぶ（**図 13・62**）．

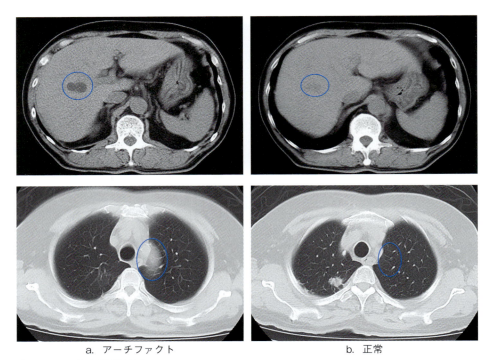

a. アーチファクト　　　　　　　　　b. 正常

図 13・61　部分体積効果

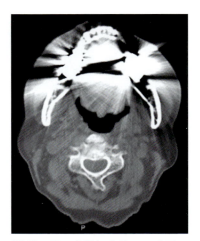

図 13・62　金属によるアーチファクト

3　CT 撮影の実際

a. 頭　部

　左右対称の画像を得るために，外耳孔を基準とした正確なポジショニングが必要となる（図 13・63）．

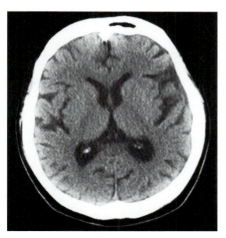

図13・63 頭部のCT像

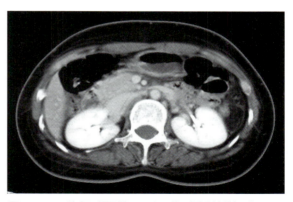

図13・64 腹部（腎臓）のCT像（造影剤使用）

b. 胸　部

大量の空気を含むためノイズが，また心臓の拍動があるためアーチファクトが生じやすい．しかし，胸壁内面に沿った縦隔内の小さな病変などの従来のX線像で観察できなかったものを，CT像では観察することができる．被検者は両手を挙上し，呼気の状態で撮影する（**図13・60**）．

c. 腹　部

1) 肝　臓

血管に富み，造影剤を使用すると病変を容易に描出することができる．

2) 膵　臓

画像検査機器の機種（モダリティー）の中，CTでもっとも検出されやすい．内臓脂肪が多いほど検出が容易となる．

3) 腎　臓

造影剤は腎を介して排泄されるため，CTにより容易に描出することができる（**図13・64**）．

G　磁気共鳴検査の概要

1　MRIシステムの装置構成（図13・65）

磁気共鳴画像 magnetic resonance imaging（MRI）システムの装置本体はガントリーで構成される強力な静磁場を作り出すマグネットシステムであり，主磁石は永久磁石（0.3 T程度，約5 t）・常伝導磁石（需要が少ない）・超電導磁石（0.5 T以上）に分類される．超電導磁石はもっとも高い磁場と均一性に優れているが，常時極低温にする必要があり超伝導コイルを液体ヘリウムに浸し冷却しなければならない．

2 核磁気共鳴の原理

生体内組織の構成成分である水・脂肪・蛋白質などに含まれる水素原子核（プロトン）が，強力な磁場の中でラジオ波（RF）を受けたときに共鳴現象を起こし，ラジオ波が切られた後に吸収したエネルギーを放出する際のNMR信号を捉えて画像化するものである．

a. 核磁気共鳴 nuclear magnetic resonance（NMR）現象

核磁気共鳴（NMR）現象を起こす原子核は生体を構成する原子のなかで奇数の原子番号を有する ^{1}H・^{31}P・^{23}Na・^{13}C などがあるが，良好な画像を得るためには ^{1}H（プロトン）がよく用いられている（表13・2）．これらの原子核は，極性を有するために1つの軸を中心に回転するスピンという性質をもつ（図13・66a）．このような運動により固有の磁場が発生し，1つの棒磁石と見ることができる．このスピンの軸は通常，様々な方向を向いているが（図13・66b），これに一定の磁場を印可すると，それぞれのスピンの軸はその磁場の方向に揃い（図13・66c），ある角度をもっ

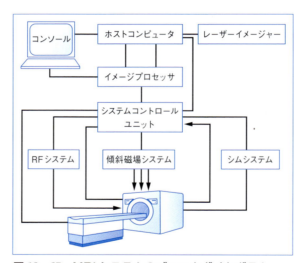

図13・65　MRIシステムのブロックダイヤグラム

表13・2　原子核の磁気共鳴特性

核種	自然存在比（%）	感度比[*]	磁気回転比（MHz/T）
^{1}H	99.985	1	42.57
^{31}P	100	0.066	17.24
^{23}Na	100	0.093	11.26
^{19}F	100	0.833	40.05
^{14}N	99.63	0.001	3.08
^{13}C	1.11	0.016	10.71
^{17}O	0.037	0.029	5.77

[*]磁場強度一定の場合．

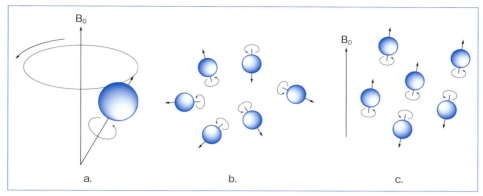

図 13・66 水素原子核の歳差運動
a：外部磁場 B_0 下におけるスピン歳差運動．
b：外部磁場が存在しないときの原子核．
c：外部磁場 B_0 下における原子核．

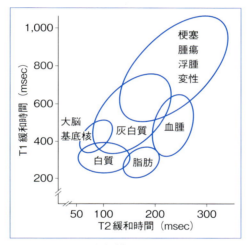

図 13・67 人体各組織と緩和時間

て回転運動（歳差運動）を行う（**図 13・66c**）．歳差運動の回転角速度（ω_0）はラーモア Larmor の式（$\omega_0 = r \cdot B_0$）（ω：周波数，B_0：静磁波強度，r：磁気回転比）で得られラーモア周波数（$\nu = \omega_0/2\pi$）は磁場の強さに比例し，1T（テスラ＝10,000 ガウス）では 42.57 MHz となる．

この状態にあるプロトンに，ラーモア周波数と同じラジオ波を外部から印可すると歳差運動の向きを変えることができる．この現象を核磁気共鳴現象と呼ぶ．

b. 緩和時間（図 13・67）

ラジオ波により吸収されたエネルギーでプロトンは励起状態になり，ラジオ波が断ち切られた後はエネルギーを放出しながらも徐々に基底状態に戻る（**図 13・68**）．この過程を緩和現象と呼ぶ．静磁場の方向に緩和する縦緩和時間（T1）と，静磁場に垂直な面内の緩和である横緩和時間（T2）があり，この値は組織や病変によって濃度や分解能に画像コントラストとして表現される．この緩和現象から得られる主な情報はプロトン密度，縦緩和時間（T1），横緩和時間（T2），血流情報，および化学シフト情報である．

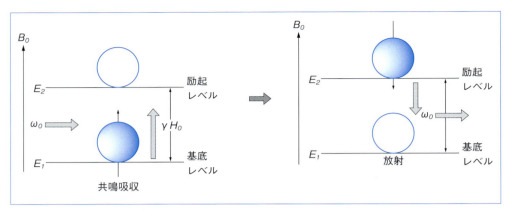

図 13・68　共鳴吸収と放射
[木村博一（監修）：最新の医用画像診断装置，朝倉書店，1988 より引用]

　一般的な撮像を考えた場合，MRI で得られる画質は主にプロトン密度，T1 値，T2 値が信号強度に強く影響を与える．T1 は固体で短く，液体ほど長くなる．液体でも純粋な水ほど長くなり，蛋白質や脂肪が多いと T1 値は短くなる．したがって T1 強調像で高信号（白く写る）となるのは血腫・骨髄・脂肪などである．T2 は長くなっても T1 値までとなり，固体で短く，液体で長いが，T2 での液体の値が T1 の固体の値となる．したがって T2 で高信号（白く写る）となるのは上記の T1 での高輝度部位に加え，水分を多く含む部位であり，脳梗塞・出血・脱髄・腫瘍・浮腫・脂肪腫などの病変部も高輝度に描出される．

③　MRI の画像形成方法

　NMR 信号はプロトン密度・T1・T2・化学シフトや血流などの様々な情報を含むが，それらには位置に関する情報が含まれていない．NMR 信号を画像化するには，①焦点磁場を形成し，その焦点磁場を移動させて画像を作る方法，②傾斜磁場を利用して磁場の変化のない部分の共鳴信号を得るセンシティブ法，③選択励起と線形傾斜磁場を利用し一次元フーリエ Fourier 変換により情報を得るラインスキャン法などがある．

a. フーリエ変換

　フーリエ変換の原理をピアノで説明すると，ピアノの鍵盤は一定間隔で音程が並んでおり，複数の鍵盤を同時に叩くと和音が得られる．生体の各原子核から放出される波形は多種多様であるが，その周波数を 1 つずつ取り出しその波形を成分分析すると，各原子核のスペクトルが得られる．この操作をフーリエ変換と呼んでいる．

b. 傾斜磁場

　患者の体軸方向を Z 軸，それと直交した方向で矢状断面に X 軸，冠状断面に Y 軸をとり，**図 13・69** のような手順で情報を収集する．

　X 軸方向の傾斜磁場を周波数エンコード，Y 軸方向の傾斜磁場を位相エンコードと呼び，それらの信号強度を画像の信号強度と一致させることで画像を形成している．

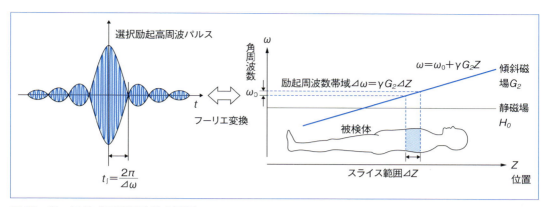

図13・69　スライス選択励起の原理
[木村博一（監修）：最新の医用画像診断装置，朝倉書店，1988より引用]

4　各種撮像法

　MRIの撮像にはパルス系列の選択が不可欠で，選択されたパルス系列の撮影条件（パラメータ）の設定により，画像の種類が決定される．代表的なパルス系列にはスピンエコー spin echo（SE）法，インバージョンリカバリー inversion recovery（IR）法，グラジエントエコー gradient echo（GE）法などがある．また，撮影条件には繰り返し時間 repetition time（TR），エコー時間 echo time（TE），インバージョン時間 inversion time（TI），フリップ角 flip angle（FA）などがある．

a．スピンエコー法

　MR画像でもっとも基準となる撮像法である．TRとTEの設定によりT1強調やT2強調の画像が得られる．TRとTEを短くすればT1強調画像（**図13・70a**）になり，TRとTEを長くすればT2強調画像（**図13・70b**）になる．

b．インバージョンリカバリー法

　SE法の最初に180°パルスをかける方法で，画像のコントラストはTIによって変化する．そこで脂肪信号を抑制した，T1強調画像のSTIR（short T1 inversion recovery 脂肪抑制画像）や脳脊髄液 cerebrospinal fluid（CSF）を抑制したT2強調画像のFLAIR（fluid attenuated inversion recovery）（**図13・70c**）など臨床的に有用な撮像法が可能となる．

c．グラジエントエコー法

　フィールドエコー法とも呼ばれ180°パルスの代わりに傾斜磁場を反転させることでエコーを作り出すものである．したがってGE法ではFAで画像コントラストを変化させ，短いTR撮像時間を高速化できるので，磁気共鳴血管画像 magnetic resonance angiography（MRA）などのダイナミック検査が可能となる（**図13・71**）．

d．その他

　MRIは組織のプロトン密度と緩和時間の違いにより画像が構成され，撮像条件によってコントラストを変え，MRAでは血流のみを選択的に画像化することで，造影剤は必要としない．ま

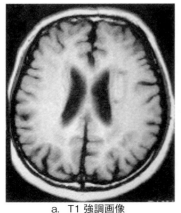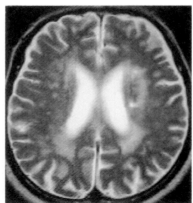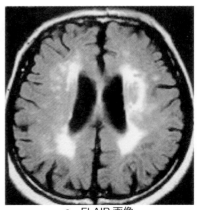

a. T1 強調画像　　b. T2 強調画像　　c. FLAIR 画像

図 13・70　各種撮像法

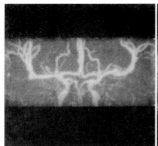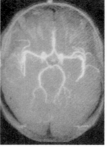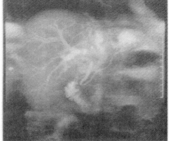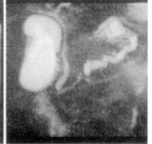

図 13・71　3D-TOF 法による MRA（MIP 画像）と膵胆管撮影（MRCP）

た，磁気共鳴胆管膵管画像 magnetic resonance cholangiopancreatography（MRCP）では比較的強い T2 強調画像を利用することで膵胆管の造影も可能となる．組織機能検査として造影剤を用いた検査も行われるようになった．MRI での造影効果は T1 や T2 の時間の短縮であり，画像において T1 を短縮させる造影剤は陽性造影剤となり，T2 を短縮させるのは陰性造影剤となる．両者において代表的な造影剤にガトリニウム-キレート造影剤（Gd-DTPA）がある．

5　MR 検査の手順

a. 検査前のチェック

除去可能な金属類や磁気媒体は取り外して入室させる．心臓ペースメーカや脳動脈瘤などのクリップは危険を伴うので，十分留意する．

b. 位置合わせ

検査部位や目的に応じて RF コイルを選択し，そのセンターにランドマークを合わせガントリー内に送り込むが，呼吸による体動の補正や心電図・脈波などのセンサーを取りつけて同期させて撮像することもある．

c. 画像表示

MR画像の信号強度は，CT値のように絶対値でなく撮像条件および送受信コイルの感度によって値が異なる．したがって，画像表示の際には個々の画像に対しレベルやウインド幅を調整する必要がある．

d. アーチファクト

MRIではCTのように周囲の骨や空気によるアーチファクトが少ないので，後頭蓋窩などの病変の診断に優れる．しかし，MRIではCTと異なり種々のアーチファクトがある．

1）モーション motion アーチファクト

患者の体動や呼吸運動，血液・脳脊髄液の脈動，心拍動，腸管などの蠕動運動により，しばしばアーチファクトが生じるので，眼球の動きや嚥下運動，また呼吸運動について検査前に十分な注意を必要とする（図 13・72）．

2）強磁性体によるアーチファクト

金属はそのもの自体が強い磁石になり局所磁場を乱し，画像欠損が生じたり，線状の高信号を伴うことがある（図 13・73）．

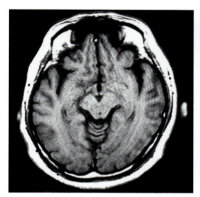
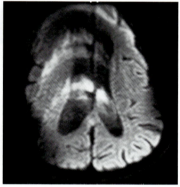

図 13・72　呼吸・体動によるアーチファクト

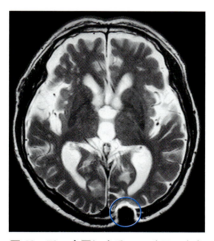

図 13・73　金属によるアーチファクト

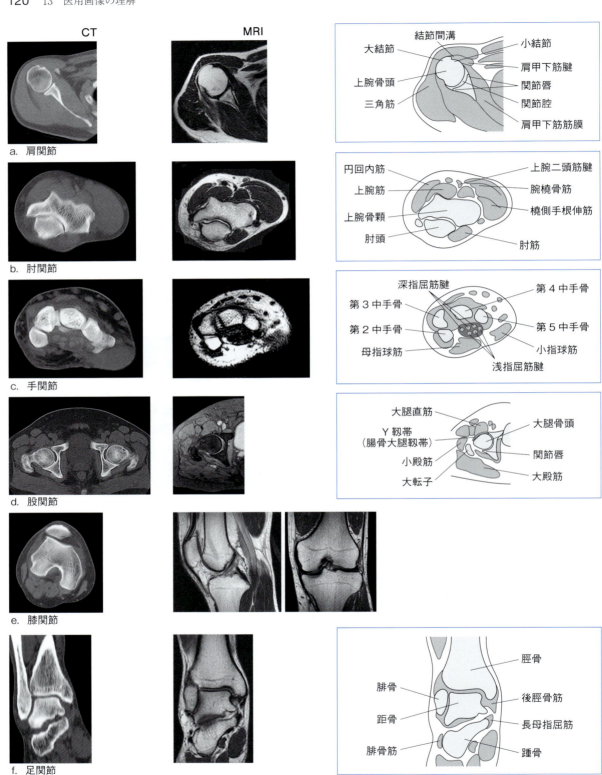

図 13・74　CT と MRI の画像の比較

6 MR 検査の留意点

　MR 検査は X 線被曝はないが，磁場や RF システムの影響を考慮する必要があり，静磁場の影響で医療器具や酸素ボンベなどの磁性体の検査室内への持ち込みが不可能であり，またペースメーカは機能を失ってしまう．傾斜磁場では誘導電流が発生するため，末梢神経刺激が誘発されることが考えられる．

7 画像の比較

　CT と MRI の画像の比較を図 13・74 に示す．

H 超音波画像装置の概要

1 原　理

　超音波検査装置は魚群探知機と同じで，人間の耳には聞こえない高い周波数の音（超音波）を利用し，物質と物質の境界から反射してきた超音波を電気信号に変換し，モニタに表示する検査法である．

2 装　置

　超音波装置本体（図 13・75）と探触子（プローブ）（図 13・76）ならびにモニタで構成される．

a．プローブ

　運動器の観察には，主にリニア型が用いられている．目的とする観察部位が皮膚表面より浅い部位であれば高周波（7.5 ～ 18 MHz）のプローブ，深い部位であれば低周波（3.5 ～ 7.5 MHz）のプローブを用いる．また腹部臓器にはコンベックス型，心臓にはセクタ型など，それぞれ専用の分野ごとにプローブがある．

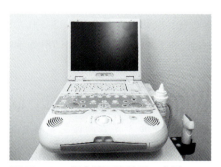

図 13・75　超音波画像装置の全景

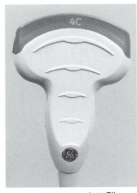
a. コンベックス型

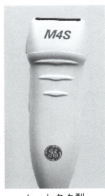
b. セクタ型

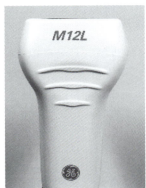
c. リニア型

図 13・76　プローブの形状

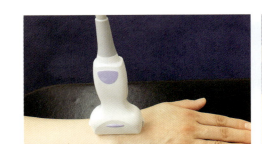
a. 長軸走査

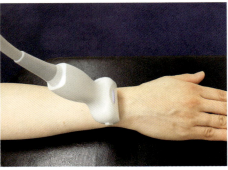
c. 短軸走査

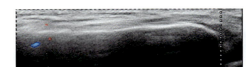
b. 長軸像

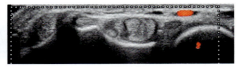
d. 短軸像

図 13・77　プローブの基本操作

　基本的な描出方式に長軸走査・短軸走査があり，得られた画像は長軸像・短軸像という（**図 13・77**）．プローブの持ち方は，写真のように（**図 13・78**）両手でしっかりと持ち，残りの指は安定性を保つため描出部位周囲に添える．

b. モニタ表示方式

　プローブより放射され並進した超音波の束（超音波ビーム）が対象物で反射し，モニタに表示される（**図 13・79**）．表示方式にはリアルタイム画像を見る B モード法 Brightness-mode（**図 13・80**），動きと位置を表す M モード法 Motion-mode，血流情報を表すドプラ法 Doppler-mode には，カラードプラ法（**図 13・81**），パワードプラ法（**図 13・82**）がある．

H 超音波画像装置の概要　123

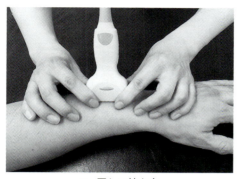

a. 正しい持ち方　　　　　　　　b. 間違った持ち方

図 13・78　プローブの持ち方

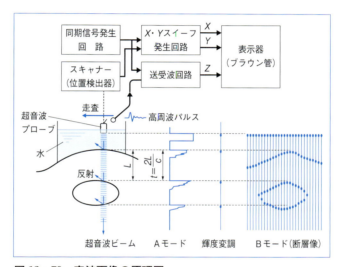

図 13・79　音波画像の原理図
［佐藤　茂：診療画像学Ⅱ．日放線技師会師 36（増刊号）：113，1989 より引用］

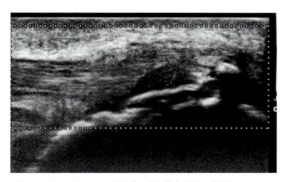

図 13・80　Bモード画像（脛骨粗面　長軸）

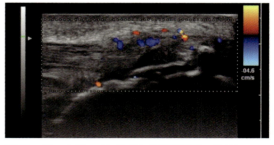

図 13・81　カラードプラ法（脛骨粗面　長軸）

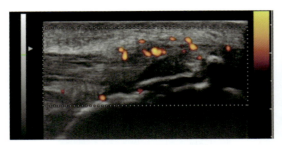

図 13・82 パワードプラ法（脛骨粗面　長軸）

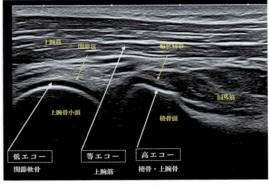

図 13・83 エコーレベルの概要

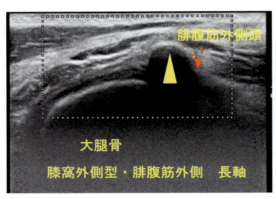

図 13・84 ファベラ（腓腹筋外側頭に存在する余剰骨）による音響陰影

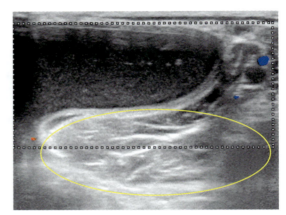

図 13・85 ベーカー Baker 嚢腫による音響増強

また，運動器系の各器官は次のようなエコーレベルで表示される．関節軟骨は均一な組織であるため低エコー hypo-echoic，筋は周囲組織と比較的同程度であるため等エコー iso-echoic，骨は反射が強く起こるため高エコー hyper-echoic，骨組織より深層では超音波が到達していないため，無エコー an-echoic として描出される（図 13・83）．

3 超音波画像検査の特徴

超音波は骨や筋などの音響インピーダンス（物質の密度×物質固有の音速）の異なる境界面で反射や透過をし，モニタ上へ断層像としてリアルタイムに描出することができる．

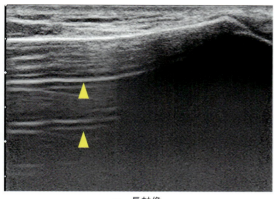
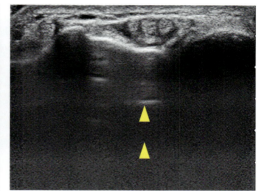

a. 長軸像　　　　　　　　　　　　　b. 短軸像

図 13・86 リスター Lister 結節による多重反射

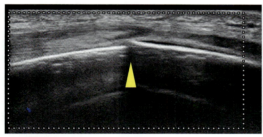
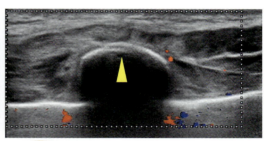

a. 長軸像　　　　　　　　　　　　　b. 短軸像

図 13・87 肋骨骨折

4 アーチファクトの実際

a. 音響陰影 acoustic shadow

　超音波ビームが反射または減衰する骨などの後方では，暗く無エコーとして描出される現象を音響陰影(低輝度：黄矢印頭)という(**図 13・84**).

b. 音響増強 acoustic enhancement

　水や関節軟骨では超音波ビームの減衰が少なく，その後方では輝度が増強するため明るくみえる現象を音響増強(黄楕円部)という(**図 13・85**).

c. 多重反射 multiple reflexion

　骨突起部などの強い反射体の場合，超音波ビームの一部がプローブと反射体の間で繰り返し反射し受信される現象で，等間隔の連続したアーチファクトのことを多重反射(黄矢印頭)という(**図 13・86**).

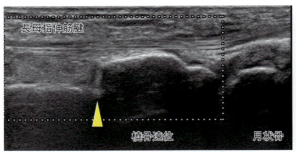
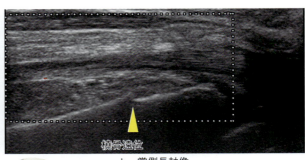

図13・88　橈骨遠位端部骨折

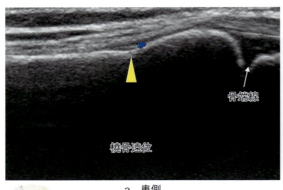

図13・89　橈骨遠位端若木骨折

5　運動器系の画像

a．骨　折

　転位が少ない骨折や不全骨折では，単純X線像で見落とされやすい場合があるが，超音波では骨表面の線状高エコー像の連続性の断たれた骨整正像として描出される．健側，患側の比較が重要である．

1）肋骨骨折（**図13・87**）

　肋骨を長軸・短軸でアプローチする．肋骨骨表面の線状高エコー像の一部不連続像を描出する（黄矢印頭）．

2）橈骨遠位端部骨折（**図13・88**）

　橈骨遠位を長軸で背側・掌側からアプローチする．両画像より連続性の断たれた骨不整像が描出され，橈骨遠位で背側転位を描出する（黄矢印頭）．

3）橈骨遠位端若木骨折（**図13・89**）

　橈骨遠位を長軸で背側からアプローチする．健側との比較から骨表面の屈曲変形（黄矢印頭）を描出する．

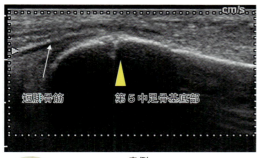
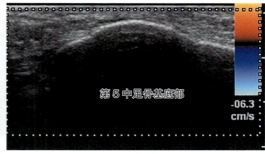

図 13・90　第 5 中足骨骨折

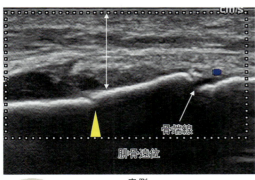

図 13・91　腓骨遠位端部骨折

4) 第 5 中足骨骨折（図 13・90）

　第 5 中足骨基底部を外側から長軸でアプローチする．第 5 中足骨基底部の短腓骨筋付着部で骨の連続性の断たれた骨不整像を描出する（黄矢印頭）．

5) 腓骨遠位端部骨折（図 13・91）

　腓骨遠位を外側から長軸でアプローチする．患側腓骨の遠位では連続性の断たれた骨不整像（黄矢印頭），浅層では低エコー域で血腫または水腫を描出し，皮膚表面から骨表面までの深さ方向の距離（白両矢印頭）が健側より大きいことから，周囲軟部組織での腫脹を描出する．

6) 腓骨疲労骨折（図 13・92）

　限局性圧痛部である腓骨遠位を外側から長軸でアプローチする．健側との比較により骨表面の膨隆（黄両矢印頭）として描出される．

b．脱　臼（図 13・93）

　第 5 指 DIP 関節を中心に中節骨・末節骨を掌側と背側から長軸でアプローチする．両画像より，中節骨に対して末節骨が背側に転位（黄矢印頭）の状況が描出される．

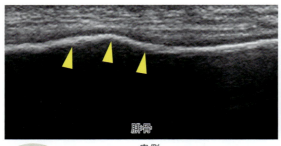
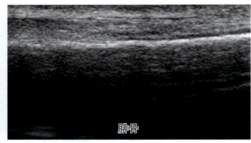

図13・92　腓骨疲労骨折（長軸像）

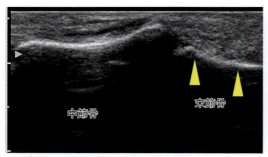
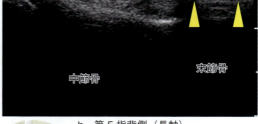

図13・93　遠位指節間（DIP）関節脱臼

c. 捻　挫（図13・94）

　足関節前距腓靱帯を長軸にアプローチする．患側前距腓靱帯で線状の高エコーの層状配列（フィブリラパターン fibrillar pattern）（黄楕円部）が消失し，一部に低エコー像が描出される．

d. 打　撲（図13・95）

　前脛骨筋内側を長軸・短軸でアプローチする．脛骨外側前面での血腫・水腫は境界が不鮮明な低エコー域（黄楕円部）で描出される．

e. 筋挫傷（肉ばなれ）（図13・96）

　腓腹筋内側筋腱移行部を長軸にアプローチする．筋束は筋膜付着部で剝がれ，フィブラリパターンが不鮮明に描出され腓腹筋とヒラメ筋との筋膜間で血腫・水腫（黄楕円部）による低エコー像が描出される．

f. その他

1）離断性骨軟骨炎（野球肘外側型・OCD）（図13・97）

　肘関節前面の腕橈関節を長軸でアプローチする．上腕骨小頭骨表面の輪郭不整像（黄矢印頭）を描出する．

H 超音波画像装置の概要   129

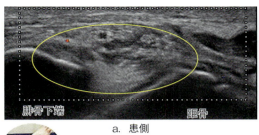
a. 患側

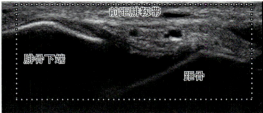
b. 健側

図13・94　前距腓靱帯断裂

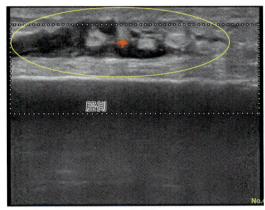
a. 長軸像

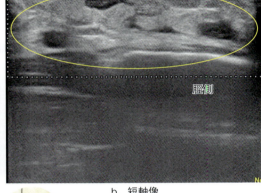
b. 短軸像

図13・95　脛骨外側（前方コンパートメント）での打撲

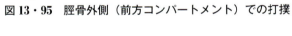

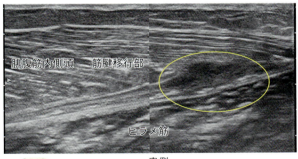
a. 患側

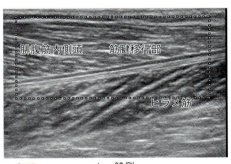
b. 健側

図13・96　腓腹筋内側筋腱移行部

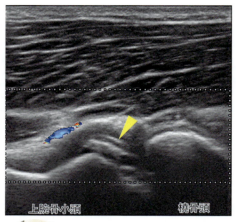

図 13・97　離断性骨軟骨炎

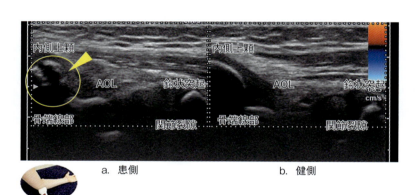

a. 患側　　　　　　　　b. 健側

図 13・98　骨端線離開

2) 骨端線離開（野球肘内側型）（図 13・98）

肘関節内側上顆，肘関節内側前斜走線維（AOL）を長軸でアプローチする．内側上顆靱帯付着部の骨不整像（黄楕円部）を描出する．

3) 変形性関節症（図 13・99）

膝関節内側関節裂隙，内側側副靱帯を長軸でアプローチする．内側半月板は三角形の高エコー像（黄線領域）で内側に変位，大腿骨内顆・脛骨内顆は骨不整像（黄矢印頭）で半月板の形状に適合するように変形が認められる（黄矢印頭）．

4) 骨端部の状態（図 13・100）

橈骨遠位を背側から長軸でアプローチする．成人（右）と比較して小児（左）では，橈骨遠位端部に低エコーで骨端線（黄矢印）が描出される．

5) 腱炎・腱鞘炎（図 13・101）

母指 MP 関節を掌側から長軸でアプローチする．長母指屈筋腱はフィブリラパターンで描出さ

H 超音波画像装置の概要　131

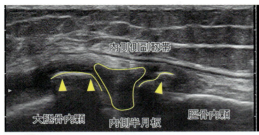
a. 変形性関節症

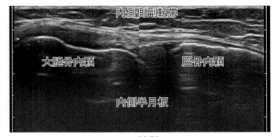
b. 健側

図 13・99　変形性膝関節症

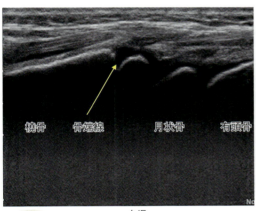
a. 小児

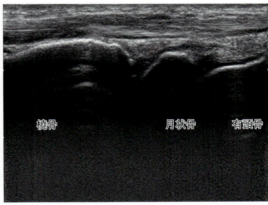
b. 成人

図 13・100　橈骨遠位端部

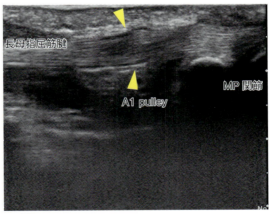

図 13・101　腱炎・腱鞘炎

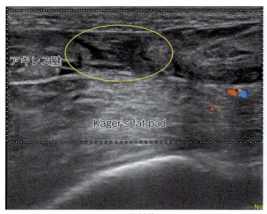
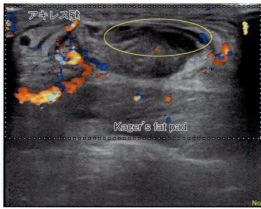

a. 長軸像　　　　　　　　　　　　　　b. 短軸像

図 13・102　アキレス腱断裂

れるが，A1 pulley（近位靱帯性腱鞘）では肥厚し周囲では低エコー域（黄矢印頭）で腫脹を描出する．

6) 腱断裂（図 13・102）

アキレス腱付着部を長軸・短軸でアプローチする．長軸像（図 13・102a）ではアキレス腱のフィブリラパターンが消失し，長軸像（図 13・102a）と短軸像（図 13・102b）で，アキレス腱断裂部に低エコー域（黄楕円部）を描出する．

核医学検査の概要

1　概　要

核医学検査は体内に投与された医薬品が，組織の病変部分に集積して行く時間変化を医薬品から放出されるγ線を体外計測することで，組織の病変部の代謝機能を診断したり腫瘍などの存在の有無を発見することを目的としている．体内に投与するために用いる医薬品を1つ例にあげれば炭素（C）の一部を^{11}Cあるいは^{13}Cに置換すると医薬品の性質は変わらないが放射性を有することになる．これらの医薬品を放射性医薬品と呼ぶ．シンチレータと呼ばれる検出器でその放射性医薬品から放出されるγ線を測定することにより診断を行うものである（図 13・103）．

2　測定装置

a. シンチカメラ（ガンマカメラ）

コリメータ・NaI（Tl）シンチレータ・光電子増倍管・位置計算回路で構成される（図 13・104）．コリメータの孔を通過したγ線はNaI（Tl）の結晶内で相互作用を起こし，失ったエネルギーに比

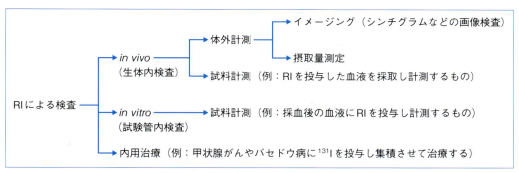

図 13・103　RI による検査の分類

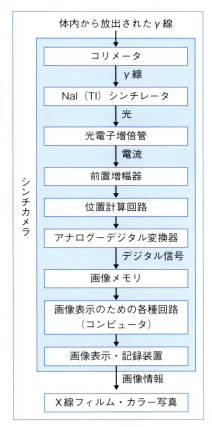

図 13・104　体内で放出された γ 線が画像になるまで

例して閃光（シンチレーション）を発する（**図 13・105**）．開発者（Anger H.O.）の名前からアンガーカメラ，100 keV 程度の γ 線を計測するのでガンマカメラとも呼ばれる（**図 13・106**）．

1）コリメータ

　特定の方向からの γ 線のみを通過させ，多方向からの γ 線を取り除くようにシンチカメラなどの検出器に指向性を持たせたもので，カメラの感度や解像力に影響する．また，撮像する核種とその投与量・計数率・臓器・目的により適切に選択し用いられる（**図 13・107**）．

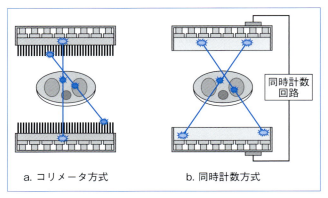

図 13・105　SPECT，PET 兼用装置の概要

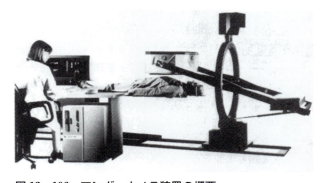

図 13・106　アンガーカメラ装置の概要
（久保敦司，木下文雄：核医学ノート，第 4 版，金原出版，p25，2001 より許諾を得て転載）

2）NaI(Tl) シンチレータ

シンチレータとは γ 線や X 線を光に変換する物質である．入射した γ 線や X 線はシンチレータ内で相互作用によりエネルギーを失い紫色に近い光を放出する．NaI(Tl) 急激な温度変化に弱く 1 時間に 3℃ の変化で破損（潮解性）することがあるので，半導体などのシンチレータも開発されている．

3）光電子増倍管

シンチレータから入射した光は光電面に当たり，光のエネルギーに比例した光電子を放出する．しかし，この光電子は極めて微量なため，ダイノードに当て増幅し収集する．

4）位置計算回路

シンチレータの発光した位置と出力により，入射した γ 線の身体部位と深さを計算する専用の回路．

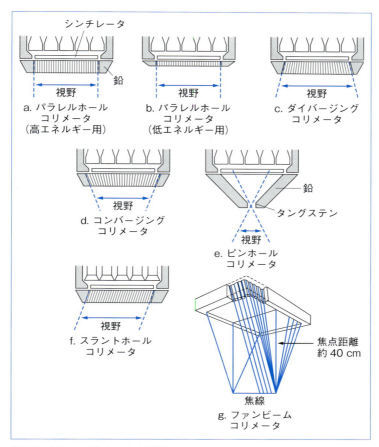

図13・107　コリメータの種類

③ 臨床画像の実際

a. 骨シンチグラフィ

^{99m}Tcの化合物を静脈注射し，2〜4時間後に全身像やスポットで撮影する（図13・108）．悪性腫瘍の骨転移がもっとも適応するが，骨折や骨髄炎または無腐性骨壊死の早期診断にも用いられている．

1) 骨　折

近年ではMRIの普及により撮影頻度は少なくなったが，X線では不鮮明であった軽微な骨折や疲労骨折などを疑う所見に対して，鋭敏かつ好感度に描出可能であった．X線写真では描出が困難な肋骨骨折や肋骨・肋軟骨接合部付近の損傷などを明瞭に描出する．とくに，下腿骨骨幹部の疲労骨折ではその確定診断において有用であった．高齢者に多い椎体の圧迫骨折は胸腰椎移行部に好発するが，前立腺がんからの骨転移との鑑別に留意が必要である．また，頸椎では乳がんの転移に留意する．

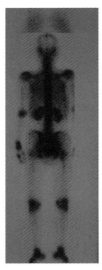
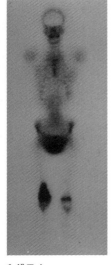

図 13・108　骨シンチグラム

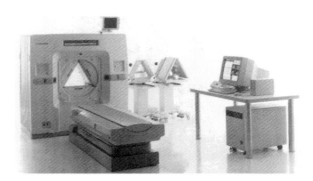

図 13・109　SPECT 装置
(久保敦司, 木下文雄:核医学ノート, 第 4 版, 金原出版, p25, 2001 より許諾を得て転載)

2) 急性骨髄炎

X 線と比較して炎症をかなり早期(24 時間～数日以内)に陽性像として描出する.

3) 無腐性骨壊死

大腿骨頭に多く認められ, 腎透析やステロイドの多用が原因とされている. 骨シンチグラフィでは初期に大腿骨頭の RI 集積低下あるいは欠如を認め, これを囲むように骨頭辺縁部にリング状または三日月状の集積を認める.

4) 関節炎

関節シンチグラフィでは滑膜の病変, とくに炎症が第 1 の適応である. 関節の炎症性病変では, 関節リウマチ・化膿性関節炎・痛風などが主な対象で, RI の集積は治療経過をよく反映し, 寛解した関節では X 線写真で所見が認められても集積せず, 病変の活動性や治療効果の判定に有用である.

5) 骨の腫瘍

原発性骨腫瘍は長管骨の骨幹端部に多く, 良性・悪性を問わず異常集積を認める.

b. 断層撮像装置

1) 単一光子放射断層撮影 single photon emission computed tomography (SPECT)

横断断層面の RI 体内分布を描出する装置で, 機器構成はシンチカメラとほぼ同じであるが, 大きな違いは被験者中心に検出器を回転させ投影データを収集し, コンピュータにより再構成して断層像を得る(**図 13・109**).

2) ポジトロン断層撮影 positron emission tomography (PET)

サイクロトロンで生産される ^{11}C, ^{13}N, ^{15}O, ^{18}F はいずれも陽電子放出核種であると同時に生体構成元素の同位体でもあるので, 水や酸素, ブドウ糖, アミノ酸などの代謝物質にこれらを標識し, 患者に投与して撮像することで画像化する. 陽電子放出核種はそれぞれ特有の飛程があ

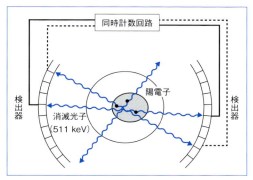

図13・110　PETの概要

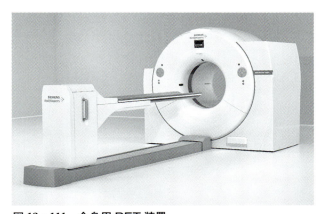

図13・111　全身用PET装置
（画像提供：シーメンスヘルスケア株式会社）

り，体内の電子と結合して消滅する際に511 keVの消滅放射線を180°正反対の方向へ放出する．この放射線は対向した2個の検出器によりほぼ同時に計測（同時計数）されるため，放射線が放出された位置を正確に知ることができる（**図13・110**）．また，ポジトロン核種の半減期は2〜100分と短いため，サイクロトロンは検査装置の近くに必要とするが，PETはSPECTに比べると検出感度が高くコリメータを必要としない（**図13・111**）．

索　引

和文索引

あ
アーチファクト　111
　　強磁性体による——　119
あくび　8
圧迫法　41
安静時痛　5

い
意識混濁　53
意識障害　53
イメージングプレート(IP)　104
医用X線　85
陰性造影剤　118
インバージョン時間(TI)　117
インバージョンリカバリー(IR)　117

う
ウインド幅　110
ウインドレベル　110

え
永久磁石　113
腋窩神経損傷　27
腋窩動脈損傷　25
エコー時間(TE)　117

お
嘔吐　7
音響陰影　125
音響インピーダンス　124
音響増強　125

か
回旋制限　44
回転運動　115
回転角速度　115
開放性骨折　43
ガウス　115
化学シフト情報　115
核医学　83
核磁気共鳴(NMR)現象　114
拡張性脱臼　49
下垂手　28
下垂足　30
割創　47
化膿性関節炎　18
カラードプラ法　122
間欠性跛行　16
患者安全　2,5
感染予防　41
ガンマカメラ　132
関連痛　9
緩和現象　115
緩和時間　115

き
偽(性)痛風　20
急性化膿性骨髄炎　18
急性疼痛　6
胸郭動揺　70
胸式呼吸　71
胸痛　11
鏡面像　102
局在しない疼痛　5
筋電図検査　27
緊縛法　41
筋皮神経損傷　30

く
グラジエントエコー(GE)　117

繰り返し時間(TR)　117

け
警戒徴候　12
傾斜磁場　116
頸部脊柱管狭窄症　62
傾眠　53
結晶誘発性関節炎　19
血尿　74
見当識障害　55
腱板損傷　33

こ
高エコー　124
高挙法　41
後骨間神経損傷　28
巧緻運動障害　62
光電子増倍管　134
呼吸不全　67
骨シンチグラフィ　135
骨髄性の出血　45
骨性バンカート損傷　38
コリメータ　132
昏睡　53
コンピューテッドトモグラフィ(CT)　108
コンベックス型　121
昏迷　53

さ
サイクロトロン　136
歳差運動　115
坐骨神経損傷　27
挫創　47
擦過傷　47
サドル麻痺　15
サンプリング　106

し

シェントン線　98
磁気共鳴画像(MRI)　113
磁気共鳴血管画像(MRA)　117
磁気共鳴胆管膵管画像(MRCP)
　118
軸方向　89
止血　41
矢状方向　88
刺創　47
膝蓋骨軸位　95
膝窩動脈損傷　26
湿潤療法　43
自発痛　5
斜方向　89
収束促進説　9
収束投射説　9
柔道整復術適応の判断　2
祝祷肢位　28
傷　41
常伝導磁石　113
上腕動脈損傷　25
褥瘡　21
心陰影拡大　103
真空放電管　83
神経伝導検査　27
心臓震盪　76
シンチカメラ　132
シンチレータ　132

す

水素原子核　114
スコッチテリア像　101
頭痛　7
スピンエコー(SE)　117
スライス厚　111

せ

正中神経損傷　27
清明度　53
セカンドインパクト症候群　55
脊髄症　17
セクタ型　121
石灰沈着性滑液包炎　20

石灰沈着性腱炎　20
切創　47
セドン　27
前額方向　88
潜血反応　74
穿孔　43
前骨間神経損傷　29
疝痛　11

そ

創　41
創傷　41
層状配列　128
総腓骨神経損傷　27, 30
ソースポジション　16
側方向　88
阻血許容時間　23
阻血性壊死　39

た

第1斜位　88
帯状の疼痛　16
第2斜位　88
多重反射　125
脱臼骨折　37
　肩関節——　38
　股関節——　39
　足関節——　39
ダッシュボード損傷　39, 44
縦緩和時間(T1)　115
単一光子放射断層撮影(SPECT)
　136
短軸走査　122
探触子　121
丹毒　19

ち

中心性頸髄損傷　61
中心性脊髄損傷　61
超音波　121
長軸走査　122
超電導磁石　113

つ

痛風　19
痛風結節　20

て

低エコー　124
デジタルサブトラクションアンギ
　オグラフィ　107
テスラ　115
伝染性膿痂疹　19
電離放射線　108

と

等エコー　124
橈骨神経損傷　27
特性X線　85
ドッグライン　101
ドプラ法　122
トリックモーション　30

な

内臓痛　11
生あくび　8

に

ニボー　102

ね

捻挫　128

の

ノイズ　111
脳圧亢進　54
脳振盪　53, 54
脳振盪後症候群　54
脳ヘルニア　54

は

パーシャルボリューム現象　110

肺塞栓症　67
背痛　11
破壊性脱臼　49
吐き気　7
発熱　8
馬尾症候群　12
パワードプラ法　122

ひ

引き寄せ鋼線締結　38
非骨傷性頸髄損傷　59, 63
ヒットルフ氏管　83
皮膚剝脱創　47
非放射性医用画像　83
ひょう疽　19
病的骨折　50
標本化　106

ふ

フィブリラパターン　128
フーリエ変換　116
腹腔内遊離ガス像　102
腹式呼吸　71
腹痛　11
腹膜刺激症状　73
部分体積効果　110
フリップ角（FA）　117
フレイル・チェスト　70
プローブ　121
プロトン　114
分離すべり症　102

ほ

蜂窩織炎　19
放散痛　5
放射性医薬品　132
放射性医用画像　83
ポジトロン断層撮影（PET）　136

ま

マスク像　107
末梢神経損傷　27
麻痺性脱臼　49

慢性疼痛　6

む

無エコー　124
無気肺　68
　喀痰貯留——　70
無分離すべり症　102

め

めまい　7

も

モーションアーチファクト　119
モロニーズ・アーチ　89

や

夜間痛　13, 16

ゆ

誘発痛　5

よ

陽性造影剤　118
腰痛　12
　急性——　12
腰部脊柱管狭窄症　61
　神経根型——　62
杙創　47
横緩和時間（T2）　115

ら

ラーモアの式　115
ライブ像　107
ラウエンシュタイン法　98
ラジオアイソトープ（RI）　83
ラジオ波（RF）　114

り

リニア型　121

リュックサック麻痺　34
量子化　106
療養費受領委任払い制度　2

れ

励起状態　115
裂創　47
連続X線　85

わ

鷲手　29

欧文索引

A

acoustic enhancement　125
acoustic shadow　125
A-D 変換　106
an-echoic　124
axonotmesis　27

B

Bモード法（Brightness-mode）　122

C

computed tomography（CT）　108
CT 値　110

D

Doppler-mode　122

E

echo time（TE）　117

F

fibrillar pattern　128
flip angle（FA）　117

G

Glasgow Coma Scale（GCS） 53
gradient echo（GE） 117

H

Hittorf's tube 83
Hounsfield unit 110
hyper-echoic 124
hypo-echoic 124

I

imaging plate（IP） 104
inversion recovery（IR） 117
inversion time（TI） 117
iso-echoic 124

J

Japan Coma Scale（JCS） 53

L

Larmorの式 115

Lauenstein法 98

M

Mモード法（Motion-mode） 122
magnetic resonance angiography（MRA） 117
magnetic resonance cholangiopancreatography（MRCP） 118
magnetic resonance imaging（MRI） 113
Moloney's arch 89
multiple reflexion 125

N

neurapraxia 27
neurotmesis 27
niveau 102
nuclear magnetic resonance（NMR）現象 114

P

positron emission tomography（PET） 136

psoas position 16

R

red flag 12
repetition time（TR） 117

S

saturday night palsy 34
Seddon 27
Shenton線 98
single photon emission computed tomography（SPECT） 136
spin echo（SE） 117

T

^{99m}Tc 135

施術の適応と医用画像の理解

| 2019年3月31日　第1刷発行 | 著　者　細野　昇，川口央修 |
| 2025年2月10日　第5刷発行 | 発行者　小立健太 |

発行所　株式会社　南　江　堂
〒113-8410　東京都文京区本郷三丁目42番6号
☎(出版)03-3811-7236　(営業)03-3811-7239
ホームページ　https://www.nankodo.co.jp/
印刷　横山印刷／製本　ブックアート

Adaptation of Judotherapy and Understanding of Medical Images
© Nankodo Co., Ltd., 2019

定価はカバーに表示してあります．
乱丁・落丁の場合はお取り替えいたします．
ご意見・お問い合わせはホームページまでお寄せください．

Printed and Bound in Japan
ISBN 978-4-524-24155-2

本書の無断複製を禁じます．

本書の無断複製は，著作権法上での例外を除き禁じられています．複製される場合は，そのつど事前に，出版者著作権管理機構（TEL 03-5244-5088，FAX 03-5244-5089，e-mail: info@jcopy.or.jp）の許諾を得てください．

本書の複製（複写，スキャン，デジタルデータ化等）を無許諾で行う行為は，著作権法上での限られた例外（「私的使用のための複製」等）を除き禁じられています．大学，病院，企業等の内部において，業務上使用する目的で上記の行為を行うことは私的使用には該当せず違法です．また私的使用であっても，代行業者等の第三者に依頼して上記の行為を行うことは違法です．